KB004137

무릎 통증 정복

관절염 환자도
해야 하는
무릎 강화 운동

무릎 통증 정복
관절염 환자도 해야 하는 무릎 강화 운동

2017년 12월 5일 초판 인쇄
2017년 12월 15일 초판 발행

저자 | 고도일
발행자 | 박흥주
영업부 | 장상진
관리부 | 이수경
발행처 | 도서출판 푸른솔
편집부 | 715-2493
영업부 | 704-2571
팩스 | 3273-4649
디자인 | 여백 커뮤니케이션
주소 | 서울시 마포구 삼개로 20(도화동) 근신빌딩 별관 302
등록번호 | 제 1-825

© 고도일 2017

값 | 15,000원

ISBN 978-89-93596-83-0 (93510)

이 책은 푸른솔과 저작권자와의 계약에 따라 발행한 것으로
무단 전재와 복제를 금합니다.

3

고도일의
평생 척추·관절
건강 프로젝트

무릎 통증 정복

관절염 환자도
해야 하는
무릎 강화 운동

신경외과 전문의·의학박사 **고도일** 지음

푸른솔

차례

관절이 편해야 인생이 편하다

관절이 편하면 인생이 편하다. 관절이 편하지 않으면 삶을 영위할 수 있는 밥벌이도 어려워지고 생활 전체가 황폐해져 행복을 추구하면서 안간힘을 쓰며 꾸려온 인생 역정보다 더 힘든 세월을 견뎌야 한다.

세상이 아무리 달라졌다고는 하지만 진료실에는 자식들 키우느라 무릎관절이 닳은 어머니가 그 자식의 자식을 돌보느라 어깨관절 통증을 호소하며 찾아든다. 그런 환자들을 보면서 고단한 인생 순환이 묻어 있는 관절이야말로 우리 시대의 수난사가 아닐까 생각해본다.

나는 특히 척추나 관절의 경우에 의학으로뿐만 아니라 다른 분야와 접목해 치료할 수 있는 방법에 대해 끊임없이 공부하고 몸소 실천하거나 임상을 통해 결과를 도출해내면서 연구해왔다. 그런 나만의 여정이 운동에서 댄스까지 이르러 지인들에게 "춤바람이 났나?"는 우스갯소리까지 듣기도 했다.

나의 여정은 아직 끝나지 않았지만 목적지는 하나! 어떻게 하면 인생 역정 속에서 병으로 상처받은 환자들을 편하고 고통 없게 만들어주느냐다. 그 과정의 하나로 이번에는 우리의 일상생활에서 가장 많은 역할을 하여 몹시 고단하고, 그래서 쉽게 손상 받고 고통도 심한 다리에 주목했다.

분명 몸에 이상이 생기면 전문의를 찾아 정확히 문제의 원인을 파악하고 치료법에 대해 알아야 한다. 하지만 우리 몸은 언제 어느 부위에 문제가 생길 것이라는 예고를 하지 않는다. 때문에 예방을 아무리 외쳐도 속수무책으로 질병에 걸리게 되는 것이다.

그래서 이 책에 소개된 다리의 고관절, 무릎관절, 발목관절을 강화해주는 운동법은 환자는 물론 예비 환자들에게 매우 유용하리라 믿어 의심치 않는다. 이 운동법은 나만의 독창적인 것은 아니지만 차별점은 있다. 내가 몸소 실천했다는 점과 지인을 비롯하여 본인의 의사에 따라 임상에 참여한 사람들이 있어서 분명한 결과가 도출된 운동법으로 선별했다는 점이다.

나는 감히 이 책을 기획하면서 희망을 가져본다. 나의 노력이 결실을 맺어 모든 이들의 관절이 튼튼하고 편해져 인생이 행복하고 건강해지기를...

2017년 10월 고도일

제1장

쉽게 보는 무릎관절 해부학

관절은 2개 또는 그 이상의 뼈와 뼈가 서로 이어져 있는 부분을 말한다. 관절의 기능은 크게 2가지로 나눌 수 있는데, 하나는 뼈와 뼈를 서로 연결하는 것이고 또 하나는 우리 몸의 움직임을 가능하게 하는 것이다.

우리가 일상생활을 할 수 있는 것은 우리 몸의 곳곳에 있는 관절들 덕분이다. 관절이 없다면 생존을 위해 할 수 있는 모든 행동을 할 수 없게 되므로 관절은 매우 유용한 부위이다.

1. 무릎관절의 구조

우리 몸의 관절에서 가장 큰 관절의 하나이면서 걷거나 앉고 뛸 수 있게 하는 무릎관절은 허벅지뼈인 대퇴골, 정강이뼈인 경골, 무릎 앞의 동그란 뼈인 슬개골 등 3개의 뼈로 이루어져 있다. 대퇴골의 말단에는 연골이, 대퇴골과 경골 사이에는 반월상의 연골판이 있어 충격을 흡수해준다.

무릎관절은 구조상 매우 불안정한 상태이지만 근육, 인대, 관절막 등 관절 이외의 조직이 안정도에 기여한다. 특히 무릎관절은 여러 인대들로 연결되어 있는데, 이 인대들은 무릎의 움직임을 보조하고 외부의 충격으로부터 무릎을 보호하는 역할을 한다.

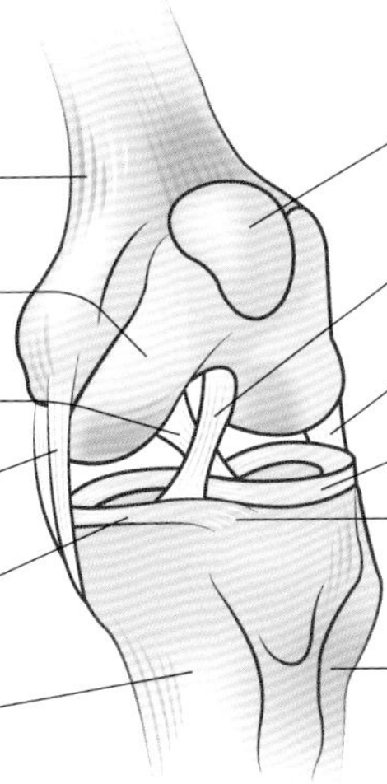

그림 1-1. 무릎의 인대와 조직

2. 무릎 속 구조물

무릎 연골

무릎관절은 허벅지뼈와 정강이뼈가 맞닿아 있지만 직접 부딪치면 뼈에 손상이 가므로 허벅지뼈에 연골이 덧씌워져 있다. 연골은 충격을 완화해주는 일종의 쿠션 장치로 쉽게 물렁뼈라고 생각하면 된다. 연골은 무릎 연골처럼 뼈의 말단부 외에도 코나 귀 등 많은 부위에 있다.

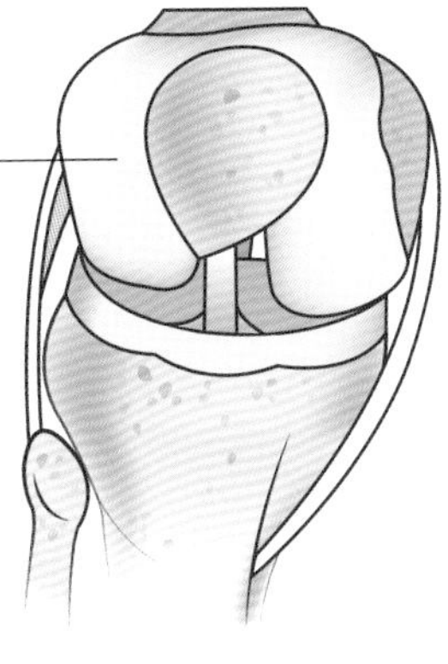

그림 1-2. 정상 관절연골

연골은 뼈와 비슷한 성분으로 되어 있기는 하지만 뼈와 달리 성분에 칼슘이 들어 있지 않다. 그래서 뼈보다는 탄력성이 있고 질긴 고무 정도의 부드러움을 가지고 있다. 또한 연골에는 혈관이 없어 한번 손상되면 스스로 치유되거나 재생되지 않고 신경세포가 없어 찢어지거나 닳아서는 통증을 느끼지 못한다.

무릎 연골이라고 하면 대개 반월상 연골판을 떠올리기 쉬운데, 무릎 연골과 반월상 연골판은 다르다. 무릎 연골은 허벅지뼈인 대퇴골의 말단 부위를 둘러싸고 있고 반월상 연골판은 대퇴골과 경골 사이에 별도로 존재한다. 이러한 무릎 연골은 심한 충격이 가해지거나 나쁜 자세로 계속 자극을 받으면 쉽게 닳거나 파열된다.

반월상 연골판

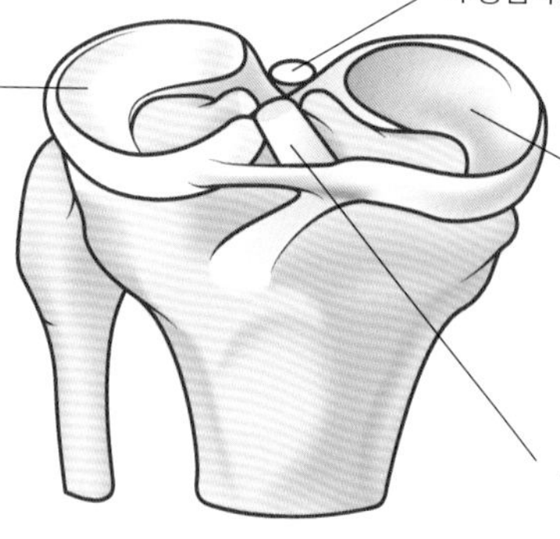

그림 1-3. 반월상 연골판

무릎 속에는 관절면을 따라 초승달 모양의 섬유성 연골 복합체인 반월상 연골판이 안쪽과 바깥쪽에 2개 존재한다. 이 반월상 연골판은 관절면에 부하되는 체중과 운동으로 인한 스트레스를 골고루 분산시켜 무릎 연골을 보호하고 관절의 안정성을 유지하는 매우 중요한 역할을 한다.

반월상 연골판은 무릎관절에 부착되어 있는 것이 아니라 우리가 무릎을 굽히고 펼 때 함께 움직이므로 손상도 쉽게 일어난다. 반월상 연골판이 심하게 손상되어 있거나 이로 인해 없어졌다면 무릎을 보호해주는 무릎 연골이 마모되기 시작한다.

무릎 연골이 마모되면 연골의 표면이 거칠어지고 심하게 손상을 입어 결국 뼈와 뼈가 직접 맞닿아 부딪치므로 상당한 통증을 유발하게 된다. 이것이 바로 퇴행성 무릎관절염이다.

무릎 인대

무릎관절에는 4개의 인대가 있는데, 이들은 뼈와 뼈를 마치 강한 밧줄처럼 연결하고 있어 무릎관절의 안성성을 유지한다. 또한 이 인대들은 무릎관절의 좌우 움직임을 제한하고 비정상적인 움직임에 대해 무릎을 보호하는 역할을 한다.

무릎 인대는 대표적으로 4가지가 있다. 무릎이 안쪽으로 꺾여지는 것을 방지하는 '내측측부인대,' 무릎이 바깥쪽으로 꺾여지는 것을 방지하는 '외측측부인대,' 정강이뼈가 허벅지뼈에서 앞으로 밀려나가는 것을 방지하는 '전방십자인대,' 정강이뼈가 뒤로 밀리는 것을 방지하는 '후방십자인대'가 그것이다. 여기서 내측은 무릎의 안쪽, 외측은 무릎의 바깥쪽, 측부는 무릎의 양옆을 뜻한다. 또한 무릎의 안쪽 가운데 십자 모양으로 위치한 인대가 십자인대이다. (그림 1-1 참조)

가장 많이 손상되는 인대는 내측측부인대와 전방십자인대이다. 그 다음이 후방십자인대이고 외측측부인대의 손상은 그리 흔하지 않다. 인대 손상의 원인은 외상에 의한 것이 대부분이고 오랜 기간 사용했다고 인대가 손상되거나 끊어지는 일은 거의 없다.

내측측부인대는 뛰거나 걷다가 혹은 계단에서 넘어져 무릎이 안쪽으로 꺾이면서 손상되거나 다른 사람이나 사물에 의해 무릎 바깥쪽에 타격을 받으면 안으로 밀리면서 손상된다.

전방십자인대는 주로 축구나 농구 등의 부상에서 많이 나타나듯이 착지하는 동작에서 발은 고정되어 있고 몸이 돌아가면서 무릎관절 위아래 뼈가 뒤틀려 끊어지는 경우가 많다.

후방십자인대는 무릎과 정강이뼈 위쪽 부위가 정면에서 직접 부딪혔을 때 손상된다. 예를 들어 교통사고로 정면충돌을 했을 경우에 무릎이 자동차 계기판에 부딪히거나 앞으로 넘어지면서 바닥에 무릎 정면 앞쪽이 심하게 부딪히면 후방십자인대의 손상이 올 수 있다.

무릎 주위 근육과 허벅지 근육

관절염을 예방하거나 늦추기 위해서는 무릎관절 주변의 근육을 튼튼하게 하는 것이 중요하다. 일반적으로 근육과 관절은 무관하다고 생각하기 쉽지만 실제로 허벅지 근육과 무릎 주위 근육은 관절을 지키는 데 매우 중요한 역할을 한다.

무릎 주위 근육은 무릎관절 주변을 둘러싼 형태를 하고 있으면서 각종 압력이나 충격으로부터 무릎관절을 보호한다. 실제로 허벅지 근육이 약화되거나 많지 않으면 무릎관절에 직접적인 스트레스가 가해져 무릎관절의 손상이 쉽게 일어난다.

또한 다리 근육의 움직임이나 운동량이 현저히 떨어질 경우에 허벅지 근육이 약화돼 관절연골로의 영양 공급이 중단되어 연골연화증과 같은 질환으로 진행되기도 한다. 예를 들어 남성에 비해 근육량이 적고 운동량도 부족한 여성에서 무릎관절염이 2배 이상 많이 발생하는 이유도 근육과 관련이 있다.

대표적인 허벅지 근육으로 대퇴사두근이 있는데, 이는 '사두'라는 단어가 의미하듯이 대퇴직근, 내측광근, 중간광근, 외측광근 등 4개의 근육으로 이루어져 있다. 대퇴사두근은 무릎을 펴는 데 작용한다.

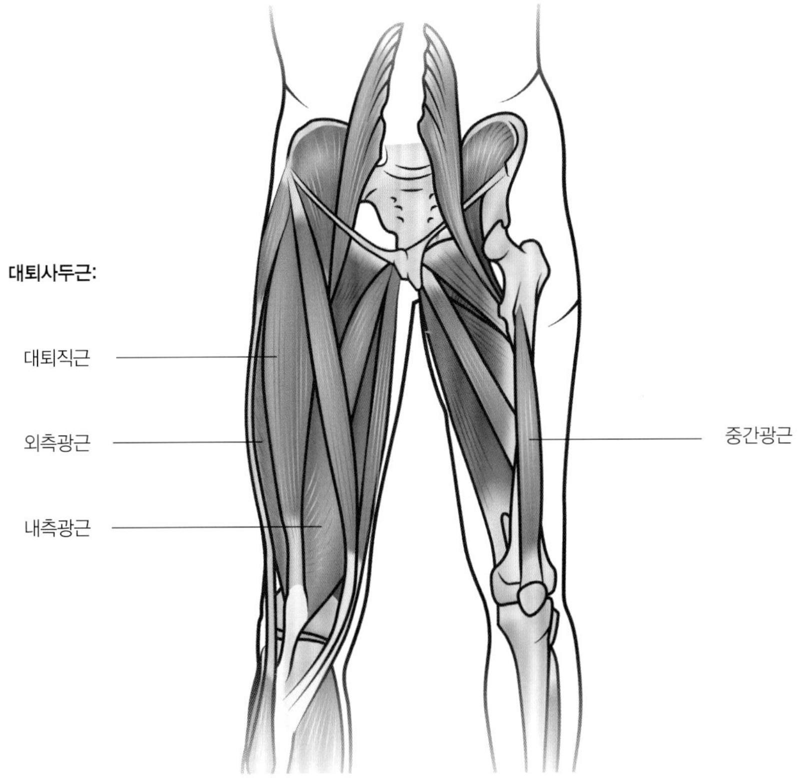

그림 1-4. 대퇴사두근

슬괵근(햄스트링, hamstrings)과 비복근은 무릎의 후방 부위를 구성하고 있으면서 주로 무릎관절을 구부리는 기능을 담당한다.

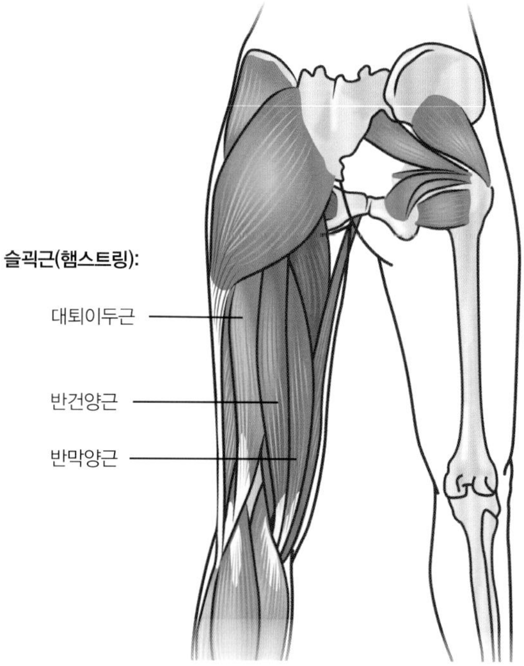

그림 1-5. 슬괵근(햄스트링)

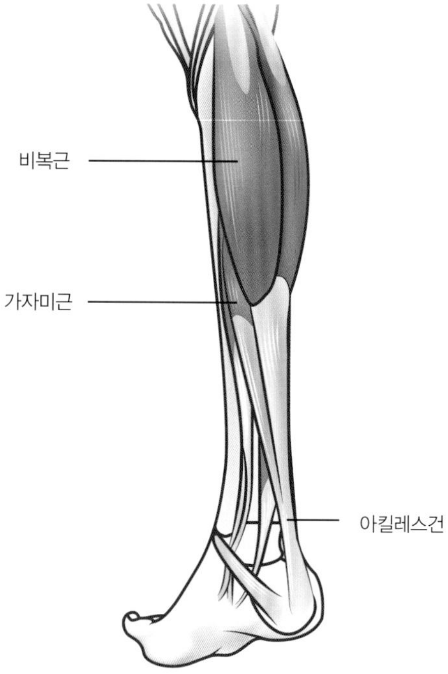

그림 1-6. 비복근

3. 무릎관절염

무릎관절염이란?

의학적으로 관절염이란 세균이나 외상과 같은 어떤 원인에 의해 관절 내에 염증성 변화가 생긴 것을 총괄해 지칭하는 병명이다. 무릎관절에 영향을 미치는 관절염은 3가지로 분류할 수 있다. 먼저 무릎 부상 이후 골절, 인대 손상이나 반월상 연골판 손상이 치료된 뒤 수년이 지나 발생하는 외상 후 퇴행성 관절염과 자가면역항체가 자기 관절을 공격하여 관절연골을 파괴하는 염증성 관절염인 류마티스 관절염이 있다.

우리가 쉽게 무릎관절염이라고 하는 것은 노화에 따라 관절연골이 점차 마모되어 천천히 진행되는 퇴행성 관절염을 뜻한다. 이 퇴행성 관절염은 허벅지뼈인 대퇴골의 말단 부위에서 관절을 보호하고 있는 연골과 반월상 연골판의 손상이나 노화에 따른 퇴행성 변화로 인해 관절을 이루는 뼈와 인대 등에 염증과 통증이 발생하는 질환이다.

무릎을 오랜 세월 지속적으로 사용하다 보면 연골 외에도 반월상 연골판이 닳고 마모되어 부드러운 부분이 점차 없어진다. 이 과정에서 마모되며 떨어져나간 연골 조각들이 무릎의 움직임을 방해하기도 한다. 또한 연골이 떨어져나가고 마모된 자리를 보완하기 위해 관절의 뼈 가장자리는 돌기처럼 뼈가 불규칙하게 자라는데, 이 때문에 염증과 통증이 생기게 된다.

이런 상태가 지속되면 연골이 다 닳아 뼈 표면까지 닳고 뼈와 뼈가 직접 부딪치면 통증은 참을 수 없을 정도로 극대화된다. 관절 내에 염증이 생기면 관절을 부드럽게 움직일 수 있도록 해주는 윤활액이 제대로 분비되지 않아 관절을 움직일 때마다 아프고 열이 난다. 이로 인해 관절 내부와 연골은 더욱 손상되어 붓고 열을 식히기 위해 물이 생기고 무릎이 부어서 통증이 생기는 악순환이 계속된다.

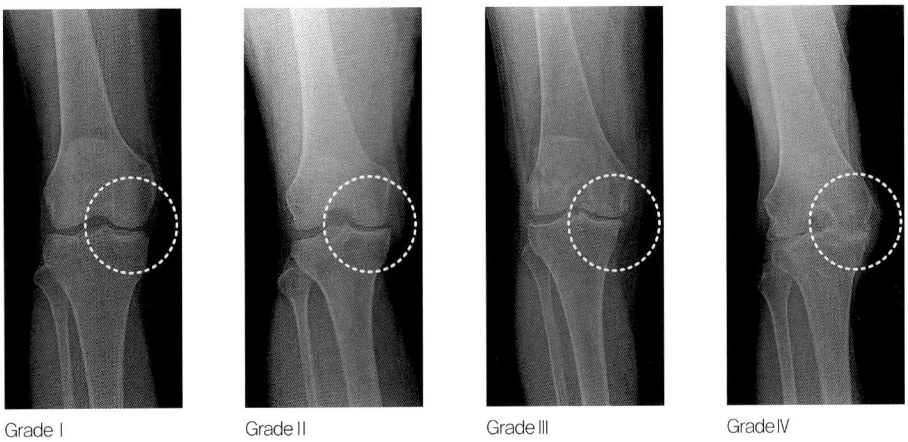

사진 1-1. Grade별 무릎관절염

노인 만성질환 2위를 차지하는 퇴행성 관절염은 과거에는 노인에게만 발생하는 질환이라고 여겨졌다. 하지만 요즘은 서구식 식단과 생활 환경에 따른 나쁜 습관으로 인해 나이 구분 없이 다양한 연령대에서 나타난다.

서구식 식단은 비만의 원인이 되고 비만은 무릎 부분에 체중의 하중을 심하게 가해 무리를 주기 때문에 관절의 노화 속도가 빨라지는 것이다. 또한 장시간 서서 일하거나 지나치게 앉아서 생활하는 습관도 무릎관절의 퇴행 속도를 높인다.

여가 시간이 늘어나면서 스포츠 인구가 증가하는 것도 외상에 의한 퇴행성 관절염의 원인이 된다. 이처럼 점점 다양한 원인에 의해 발병하는 퇴행성 관절염은 이제 더 이상 노령층만의 질환이 아니다.

퇴행성 관절염의 초기 증상은 무릎 부위의 통증이다. 갑자기 무릎을 움직일 때 통증이 심해지고 계단을 오르내리면 무릎이 욱신거리거나 일상생활 속에서 무릎의 움직임에 따라 통증이 온다. 이러한 상태가 지속되는데도 적절한 치료가 이루어지지 않으면 앉았다가 일어서는 것조차 힘들어진다.

퇴행성 관절염이 더 진행되면 통증이 심해져 보행도 힘들어지고 다리의 모양도 변한다. 이러한 증상들은 대개 서서히 진행되지만, 그 증상이 호전되었다가 다시 악화되는 식으로 나타나기도 해 자칫 방심하면 질환을 더욱 키우는 결과를 가져올 수 있다. 퇴행성 관절염이 심해진 후에는 행동에 제약이 생기고 삶의 질에까지 영향을 미치게 된다.

경미하게라도 통증을 느꼈을 때에는 이미 연골이 손상된 후라고 보면 된다. 연골은 한번 손상되면 재생이 힘들기 때문에 평소에 관절 건강관리에 각별히 신경을 써야 한다.

특히 체중관리를 잘해서 비만이 되지 않도록 하고 바른 자세를 유지하는 습관을 기르는 것이 좋다. 적당한 운동, 특히 무릎관절 강화 운동을 꾸준히 하면서 근육을 강화하는 것도 퇴행성 관절염의 예방에 필수조건이라고 할 수 있다.

Check it! 내 무릎 건강 점수는?

1. 계단을 오르내리거나 앉았다 일어날 때 아프다.
2. 무릎이 뻣뻣하고 무겁다.
3. 한 달에 한 번 이상 아프다.
4. 약 먹을 때는 안 아프지만 걸을 때 아프고 뼈끼리 부딪치는 느낌이 있다.
5. 조금만 걸어도 무릎 주위가 붓거나 무릎에 물이 차서 아프다.
6. 1주일 이상 무릎이 부었다.
7. 무릎에서 삐걱거리는 느낌이 있거나 소리가 나고 통증이 있다.
8. 밤에 무릎이 아파서 숙면을 취하지 못할 때가 있다.
9. 무릎 안에 이물감이 느껴지고 손으로 만지면 아프다.
10. 무릎을 구부리고 펴는 것이 끝까지 안 되고 통증이 있다.

체크 항목 결과

0~2개: 0단계로 현재 무릎 건강은 양호하므로 꾸준한 관리가 필요하다.

3~4개: 1단계로 무릎 건강에 주의한다.

5개 이상: 2단계로 병원에 가서 정확한 진단을 받아야 한다.

4. 휜 다리

휜 다리란?

휜 다리는 다리뼈 자체가 휘어져 있는 상태 또는 뼈의 정렬이 바르지 못해 무릎관절을 이루는 허벅지뼈와 정강이뼈의 축들을 이루는 선이 원래 각도에서 벗어난 상태를 말한다. 휜 다리는 외관상 보기 좋지 않은 것은 물론 교정하지 않고 시간이 흐르면 무릎관절에 과도한 스트레스를 가해 젊은 나이에도 퇴행성 관절염을 유발할 수 있다. 뿐만 아니라 척추의 만곡에도 영향을 주어 척추측만증이 나타날 가능성이 높아지고 평발이 될 수도 있다.

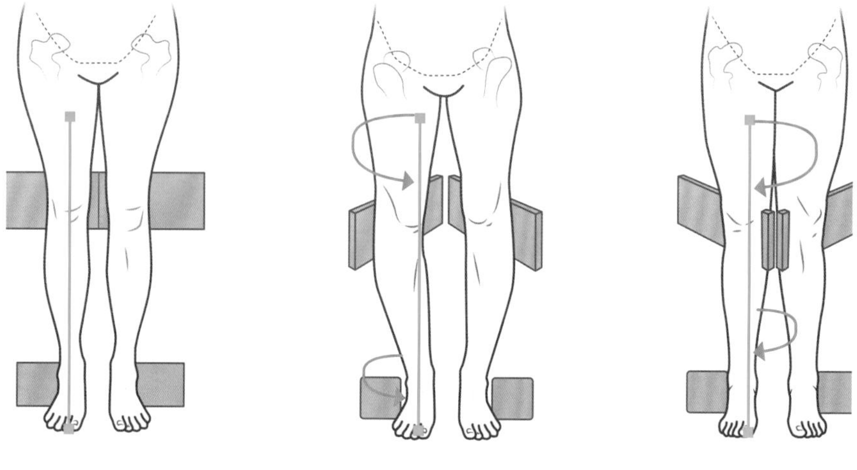

그림 1-7. 휜 다리의 원리

휜 다리는 뼈가 휘었다고 생각하기 쉽지만 대부분 골반, 고관절과 허벅지뼈가 이루는 정상적인 각도가 비뚤어져 다리가 휘어 보이는 것이다. 그렇기 때문에 단순히 두 다리를 묶거나 좌우에서 외력을 가해 무릎이나 발목의 간격을 좁혀주는 것은 교정이 아니다. 오히려 이러한 교정을 장시간 하게 되면 골반 틀어짐이 심화되고 허리 통증을 불러올 수 있다.

휜 다리의 원인은 매우 다양하다. 먼저 선천적 원인으로 유전적 원인, 기마 민족에서 많이 나타나는 인종적 원인, 비타민 D의 결핍으로 인한 구루병, 뇌성마비, 소아마비와 같이 신경 및 근육계의 문제 등으로 뼈 자체가 휘어지는 경우가 있다.

후천적 원인으로는 동양인들의 좌식 생활습관, 잘못된 보행습관, 출산 후 잘못된 산후 조리로 인해 골반이 틀어지는 경우나 측만증이 있는 경우, 다리를 꼬는 습관이나 기울여 앉는 습관, 구부정한 자세나 엎드려 있는 자세, 한쪽으로만 기울여 생활하는 잘못된 자세, 하이힐을 즐겨 신는 것 등을 들 수 있다.

휜 다리의 종류

내반슬(O형 다리)

일명 안짱다리로 다리를 안쪽 복사뼈(복숭아뼈)가 붙도록 모으고 똑바로 섰을 때 양쪽 무릎이 닿지 않고 다리가 바깥쪽으로 휜 상태를 말한다. 대부분의 아기들은 만 1~2세 때에는 O자형이었다가 만 3~4세경에는 X자형이 되고 만 6~7세에 이르러 곧게 펴지는 성장 과정을 거치게 된다.

내반슬의 원인은 다양하다. 선천적인 경우, 칼슘과 인의 대사장애로 인해 뼈의 발육에 장애가 발생하는 구루병, 무릎 아래쪽 정강이뼈 내측 상단부가 성장장애를 일으켜 다리가 휘어지는 블런트병, 성인의 뼈에서 칼슘과 인이 점차 상실되는 골연화증, 변형성 무릎관절염 등이 대표적이다.

외반슬(X형 다리)

O형 다리와는 반대로 다리를 모을 때 양쪽 무릎은 닿고 복사뼈가 붙지 않는 상태를 말한다. X형 다리는 걸을 때 무릎이 겹치게 되어 보행장애가 일어난다. 보통 3세 이후의 아이에서 외반슬은 정상이고 95% 이상이 7세 정도에 저절로 좋아진다. 주로 양쪽 다리에 오지만 한쪽에만 발생하기도 한다.

외반슬은 선천적인 골 변형으로 나타나지만 무릎의 성장 부위에 외상을 입거나 감염이 되어서 발생하기도 한다. 또한 구루병 외에 연골의 뼈 형성 능력에 장애가 있는 질환인 가성 연골무형성증 등도 원인이 되지만 매우 드물다. 심한 외반슬인 경우에 무릎관절에 무리가 가해져 조기에 퇴행성 관절염이 생길 수 있으므로 빠른 교정 치료가 중요하다.

반장슬(젖힌 무릎)

반장슬은 무릎이 뒤로 빠져 있는 상태를 말한다. 반장슬의 원인은 관절이 너무 유연한 경우, 무릎 주변의 근육들이 약한 경우, 자세적 습관, 무릎 부상 등이다. 하지만 무릎 부상의 경우는 매우 드물다. 따라서 유연성이 뛰어난 무용수에서도 많이 나타날 수 있고 오래 서 있는 직업을 가진 사람이나 하이힐을 자주 신는 사람에서도 많이 나타난다.

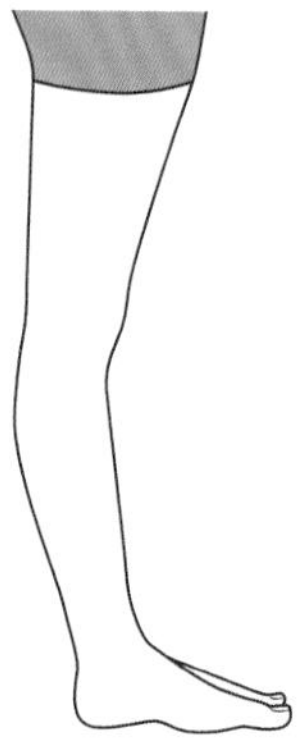

그림 1-8. 반장슬(젖힌 무릎)

또한 반장슬은 허벅지 앞쪽 근육이 단축되거나 허벅지 뒤쪽 근육이 약화되어 발생하기도 하고 골반을 앞으로 회전시키는 전방경사나 요추전만으로 인해 고관절이 굽어지면서 무릎이 지나치게 펴져 생기기도 한다. 코어근육이 약한 경우에도 반장슬이 나타날 수 있다.

반장슬이 지속되면 무릎관절의 슬개골이 뒤로 빠지면서 무릎 앞쪽으로 체중의 부하가 심해지고 연골이나 인대의 손상이 생겨 퇴행성 관절염을 가속화할 수 있다.

제2장

무릎관절 강화 운동

무릎을 강화하기 위해서는 특히 허벅지 근육을 강화하는 운동이 필수이다. 허벅지 근육이 운동 부족 등의 이유로 약해지면 무릎관절 주위의 인대나 근육이 경직되고 약해져 무릎관절이 약해지기 때문이다. 반면 허벅지 근육을 튼튼히 단련하면 무릎으로 가는 충격을 근육이 흡수하고 관절의 유연성이 길러져 무릎 연골의 손상을 줄일 수 있다.

1. 무릎관절염 초기 단계

어떤 질병이든 예방이 최고의 치료이지만 질병이 생겨도 초기에 발견하면 치료 확률이 매우 높아진다. 무릎관절염 역시 마찬가지이다. 무릎관절염 초기에 나타나는 증상은 무릎관절 주위의 경미한 통증, 부종, 염증일 수 있다. 이때 통증은 간헐적으로나 지속적으로 나타난다. 또는 걸을 때나 앉아 있을 때 혹은 특정 자세를 취할 때만 아플 수 있다.

이런 경우에 조속히 전문의를 찾아 정확한 진단을 받으면 무릎관절염의 진행을 늦추고 고통에서 해방될 수 있다. 초기 관절염에서는 무릎관절의 근육과 인대를 강화해주면 통증은 물론 악화를 예방할 수 있다. 관절 근육과 인대가 강화되면 관절에 전달되는 충격이 완화되고 관절이 유연해져 관절운동범위가 커지기 때문이다.

선 자세에서 앉기 운동

01. 시작자세 벽에 등을 대고 서서 양발을 조금 벌리고 벽에서 약간 떨어지게 한 자세를 취한다.

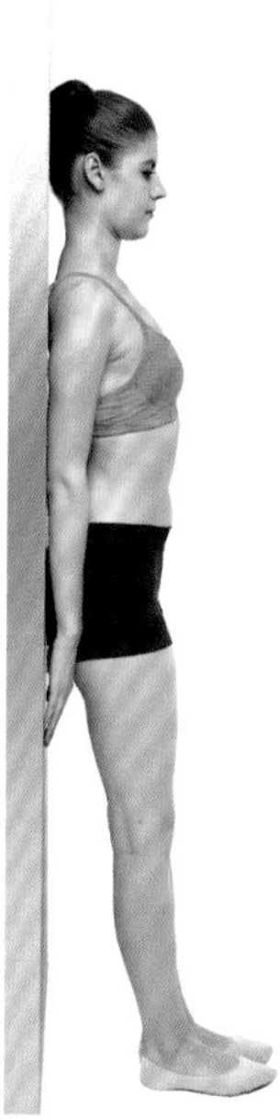

02. 동작 상체를 벽에 붙여 오르내리면서 무릎을 굽혔다 폈다 하는 동작을 한다. 이 동작을 10회씩 3세트 반복 시행한다.

무릎을 굽힐 때
상체는 벽에서
떨어지지 않는다.

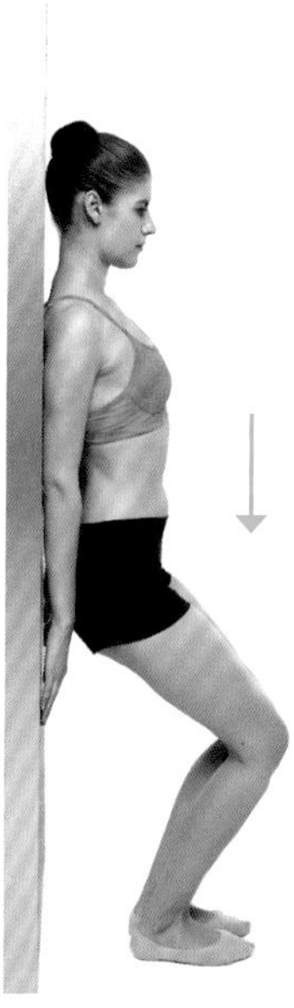

03. 효과 무릎 근력을 강화하고 관절의 가동성을 증대시키는 데 도움이 된다.

04. 주의사항 상체가 벽에 붙어야 하고 양 무릎이 발가락 앞으로 나가지 않도록 주의한다.

05. Note 벽에 상체를 기대고 동작을 하면 무릎에 가해지는 하중을 최소화할 수 있다.

앉은 자세에서 일어서기 운동

01. 시작자세 의자 위에 베개나 두꺼운 방석을 놓고 그 앞쪽에 바로 앉은 자세를 취한다.

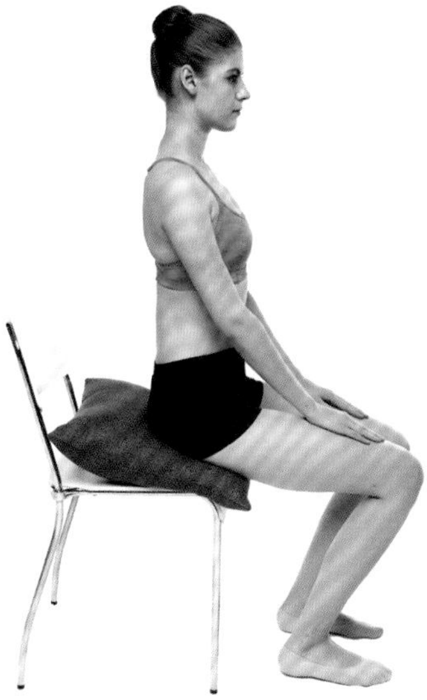

베개나 방석의
앞쪽에 바로 앉는다.

02. 동작 다리의 근육을 사용하여 천천히 부드럽게 일어났다가 다시 제자리로 내려앉는다. 이 동작을 10회씩 3세트 반복 시행한다.

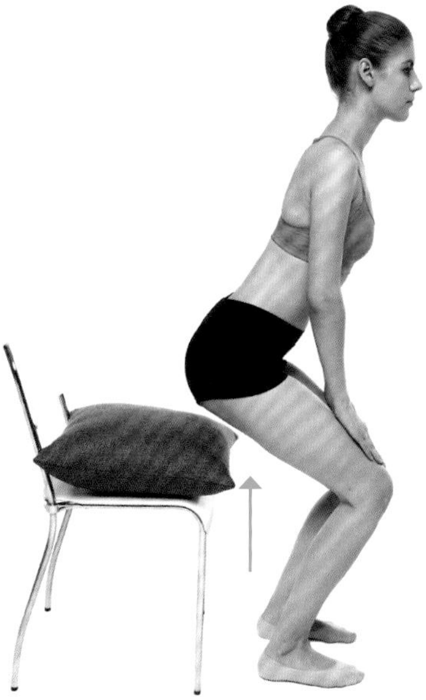

다리의 근육을
사용하여 서고
앉기를 한다.

03. 효과 이 운동을 열심히 하면 앉은 자세에서 일어서는 동작이 수월해진다.

04. 주의사항 양 무릎이 발가락 앞으로 나가지 않도록 주의한다.

05. Note 너무 힘이 들면 베개의 높이를 좀 더 높이거나 의자의 팔걸이나 봉을 짚고 일어나는 것도 활용해볼 만한 좋은 방법이다.

계단 오르기 운동

01. 시작자세

계단 앞에서 바로 선 자세를 취한다.

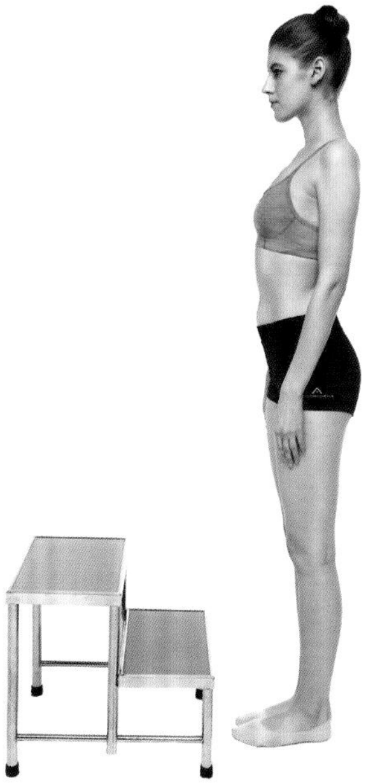

02. 동작

한쪽 다리를 계단 위에 미리 올려놓고 그쪽 다리의 허벅지 근육에 힘을 준 상태를 유지하면서 반대편 다리를 계단 위로 들어 올렸다가 다시 제자리로 내린다. 이 동작을 양쪽 다리 교대로 20회씩 반복 시행한다.

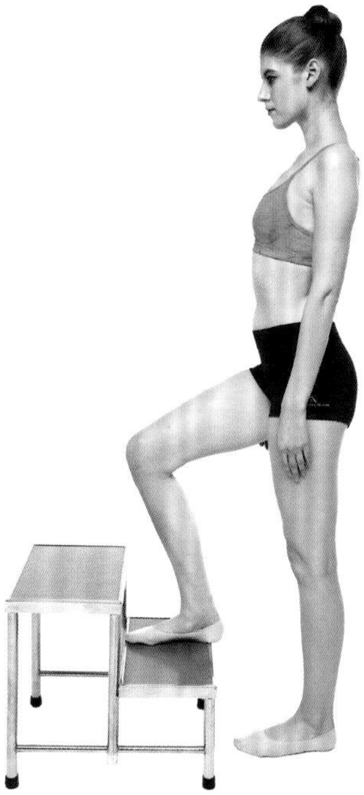

허벅지 근육의 힘을
유지하면서 반대편
다리를 계단에 올린다.

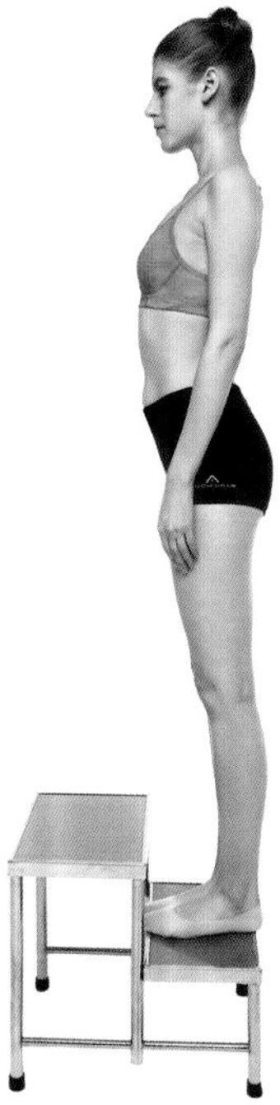

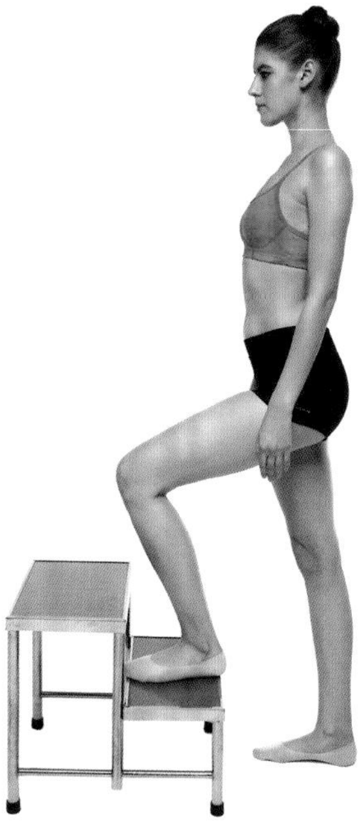

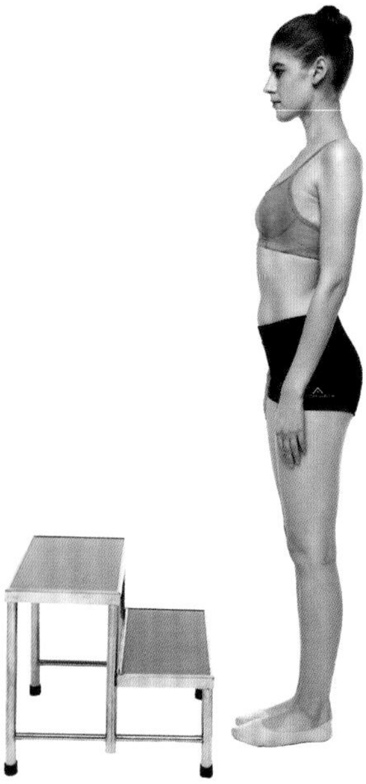

03. 효과 무릎 근력을 강화하고 관절의 가동성을 증대시키는 데 도움이 된다.

04. 주의사항 계단 앞에 서서 균형을 잡기 위해 난간을 잡도록 한다.

05. Note 작은 단상을 활용하면 실내에서도 손쉽게 운동이 가능하다.

외발 런지(Lunge) 운동

01. 시작자세

낮은 발판 위에 한쪽 발을 올려놓고 의자 등받이나 테이블을 양손으로 가볍게 잡은 채 기울여 선 자세를 취한다.

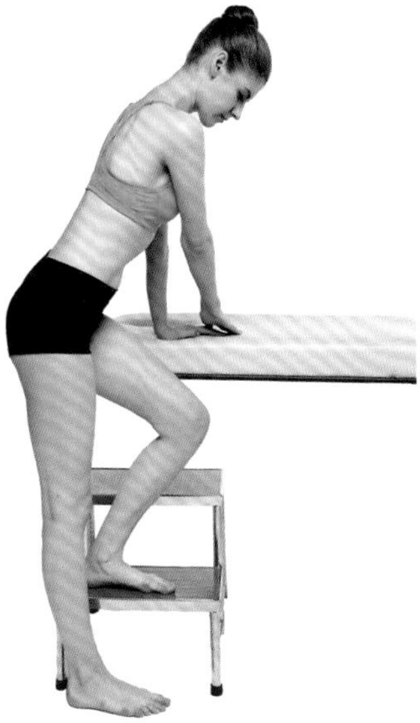

02. 동작

양손으로 테이블을 잡고 균형을 잡은 후 발판 위의 다리를 펴면서 반대편 다리의 골반을 당겨 올리며 다리를 공중으로 들어 올린다. 그런 다음 체중을 지지하고 있던 발판 위의 다리를 다시 굽히면서 상체를 아래로 내린다. 이 동작을 양쪽 다리 교대로 20회씩 반복 시행한다.

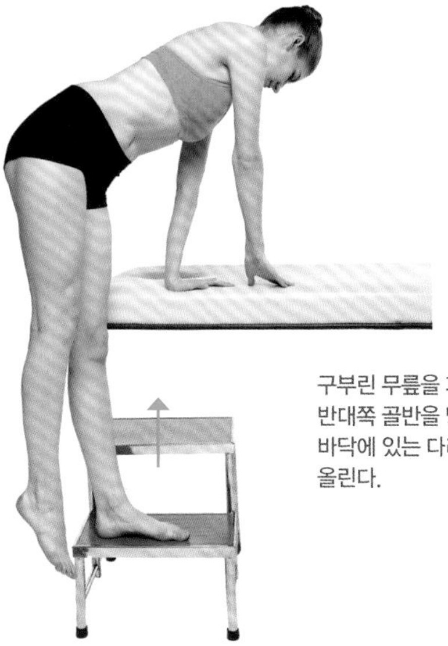

구부린 무릎을 펴면서
반대쪽 골반을 당겨
바닥에 있는 다리를 들어
올린다.

03. 효과 무릎 근력을 강화하고 관절의 가동성을 증대시키는 데 도움이 된다.

04. 주의사항 양팔의 힘을 사용하지 않도록 주의하고 반드시 골반의 힘도 같이 사용해야 한다.

05. Note 발판 대신 베개나 쿠션을 사용할 수도 있다.

무릎 굴곡 및 내전근 스트레칭

01. 시작자세 두 다리를 최대한으로 굽혀놓고 양 발바닥을 서로 마주댄 채 앉은 자세에서 양손을 양 무릎 위에 올려놓는다.

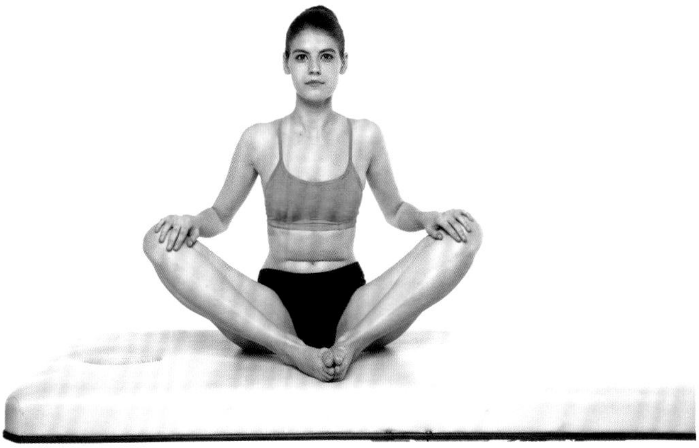

02. 동작 양손으로 각각의 무릎을 가볍게 바닥으로 누른다. 이 자세를 1분간 유지하고 이 과정을 2회 반복 시행한다.

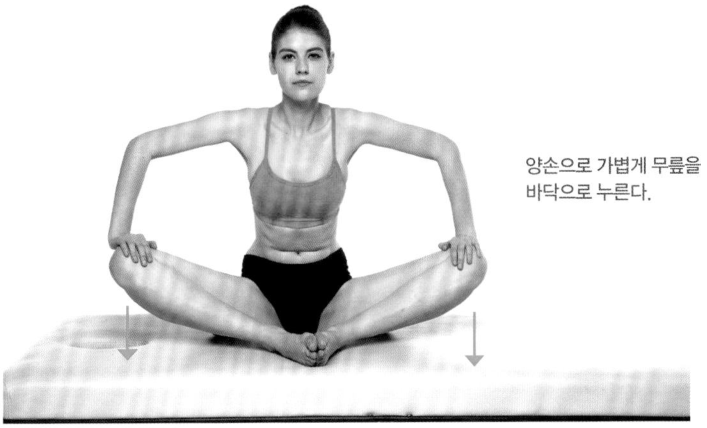

03. 효과 이 한 동작으로 무릎 신근(앞 허벅지 근육)과 내전근(안쪽 허벅지 근육)을 동시에 스트레칭 시키면서 무릎을 굽혀서 꺾는 굴곡 운동을 할 수 있다.

04. 주의사항 고관절에 퇴행성 관절염이 있는 환자는 다리를 너무 많이 내리지 않도록 한다.

05. Note 양쪽 다리를 동시에 하는 것이 힘들면 한쪽 다리씩 시행해도 무방하다. 목욕탕의 따듯한 물 속에 앉아서 하면 더욱 효과적이다.

사방팔방 운동 1: 대퇴사두근 강화

01. 시작자세 다리를 어깨너비 정도로 벌린 채 바로 선 자세를 취한다.

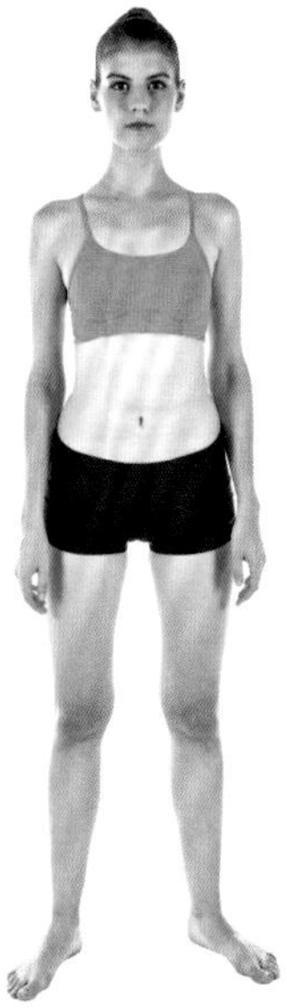

02. 동작 ① **동작 1:** 무릎을 구부렸다가 펴는 동작을 반복한다. 이때 무릎이 전방을 향해야 허벅지 앞쪽 근육이 강화되는 효과를 볼 수 있다.

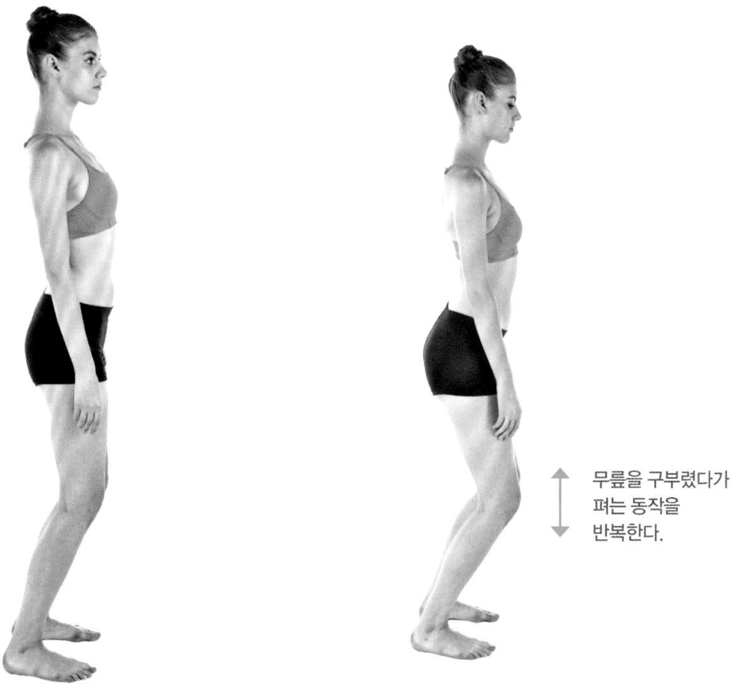

② **동작 2:** 무릎을 구부렸다가 펴면서 걷는다. 앞으로도 걷고 옆으로도 걷는다.

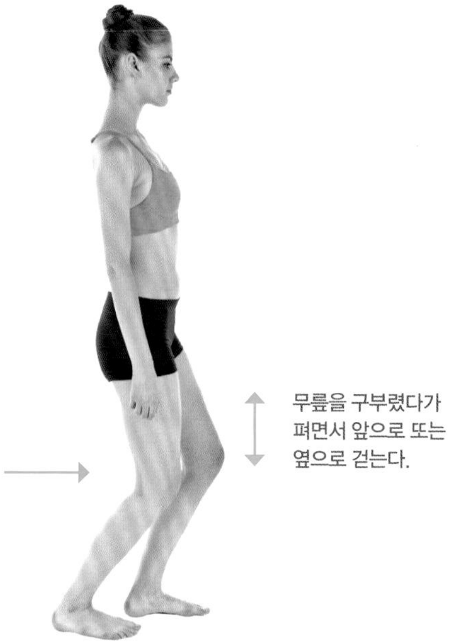

* 동작이 익숙해지면 속도를 내어 마치 콩콩 뛰듯이 걷는다. 이때 역시 방향은 처음에는 앞으로 걷다가 나중에는 좌우로도 걷고 뒤로도 걷도록 한다.

03. 효과

나이가 들면 무릎관절의 퇴행으로 인해 다리가 점차 O자형으로 변형된다. 이때 허벅지 앞쪽의 근육인 대퇴사두근이 강화되어 있으면 무릎의 변형뿐만 아니라 퇴행성 무릎관절염의 진행도 막을 수 있다. 따라서 이 운동을 꾸준히 하면 무릎 관절의 움직임을 증대시키는 효과를 볼 수 있다.

04. 주의사항

이 운동은 건강한 사람과 관절염 초기인 사람에게 적합하므로 관절염이 진행되어 무릎의 통증이 심하거나 관절염 중기 이상의 진단을 받은 사람은 피하는 것이 좋다.

05. Note

만약 중심잡기가 힘들거나 무릎에 하중을 조금 줄여줄 필요가 있을 때에는 의자 등받이를 잡고 하는 것을 권한다.

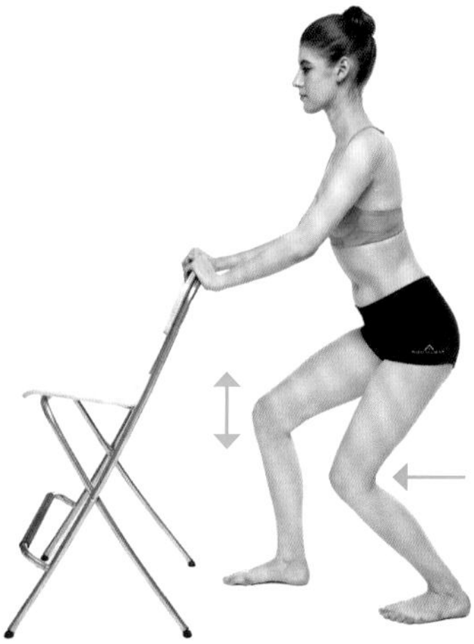

사방팔방 운동 2: 내전근 강화

01. 시작자세 다리를 어깨너비 정도로 벌린 채 바로 선 자세를 취한다.

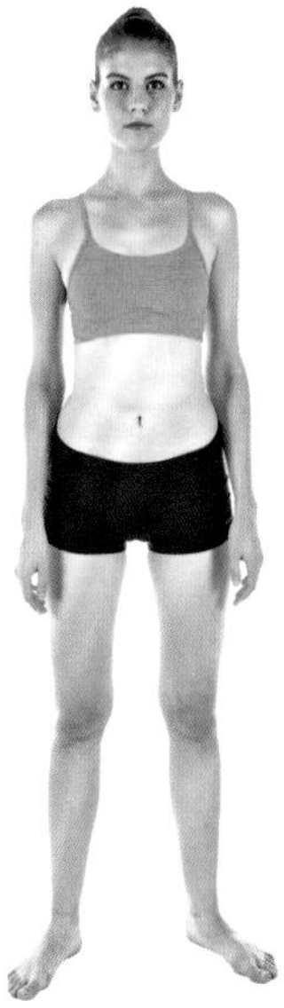

02. 동작 ① **동작 1:** 무릎이 바깥쪽으로 45도를 향하게 한 채 앉았다가 일어나기를 반복한다.

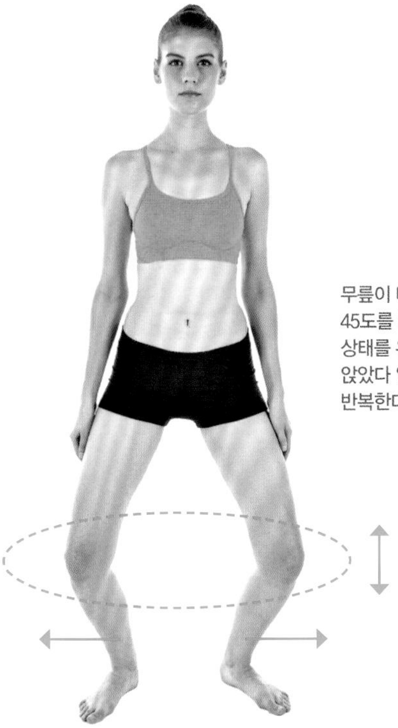

무릎이 바깥쪽으로
45도를 향한
상태를 유지하면서
앉았다 일어나기를
반복한다.

② **동작 2:** 무릎을 45도로 구부린 채 다리에 한쪽씩 체중을 싣는 동작을 반복한다.

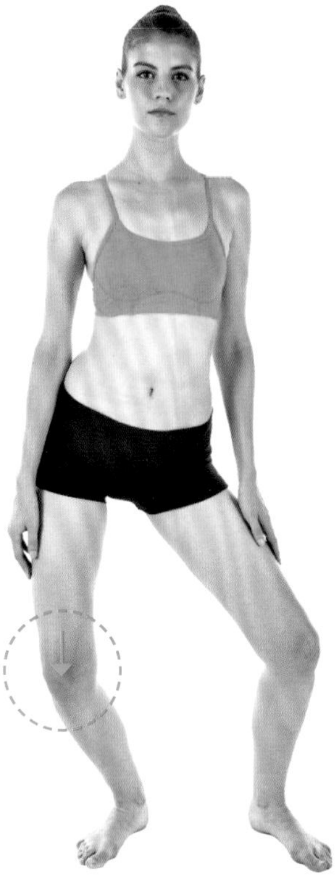

③ **동작 3:** 체중이 실리지 않은 쪽 다리의 발뒤꿈치를 살짝 들어준다.

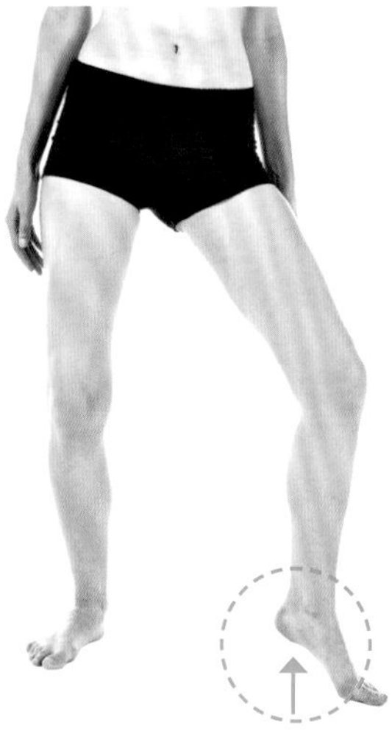

④ **동작 4:** 체중이 실리지 않은 쪽의 다리를 들어 올려준다.

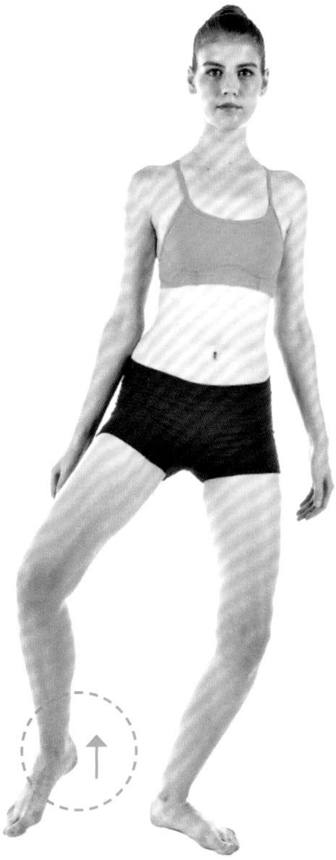

03. 효과

대퇴사두근을 강화하는 사방팔방 운동 1과 내용은 같지만 무릎을 바깥쪽으로 45도 정도 벌리기 때문에 특히 허벅지 안쪽 근육인 내전근이 강화되는 운동이다. 무릎관절의 보호와 가동성 향상을 위해서는 대퇴사두근과 내전근이 강화되어야 하므로 사방팔방 운동 1과 2를 꾸준히 해주는 것이 좋다.

04. 주의사항

이 운동 역시 건강한 사람이나 관절염 초기인 사람에게 적합한 운동이다. 무릎관절에 통증이 심하거나 무릎관절염 중기 이상의 진단을 받은 사람은 하지 않아야 한다.

05. Note

동작이 익숙해지면 역시 속도를 내어 콩콩 뛰듯이 빠르게 걷는다.

다운 댄스

01. 시작자세

다리를 어깨너비 정도로 벌리고 허리를 곧게 편 자세에서 봉을 가볍게 가슴 정도 위치에 둔다.

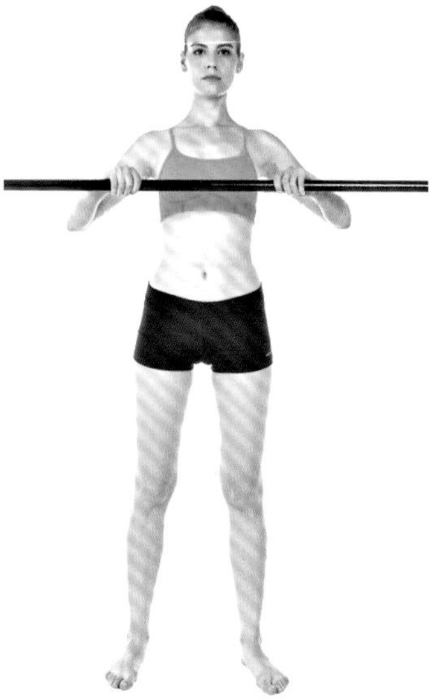

02. 동작

양팔을 앞으로 뻗고 무릎을 살짝 굽히면서 상체를 약간 뒤로 기울인다. 시작자세로 되돌아온 후 팔을 귀 옆 머리 위로 들어 올리면서 무릎을 구부린다. 이 동작을 각 10회씩 반복 시행한다.

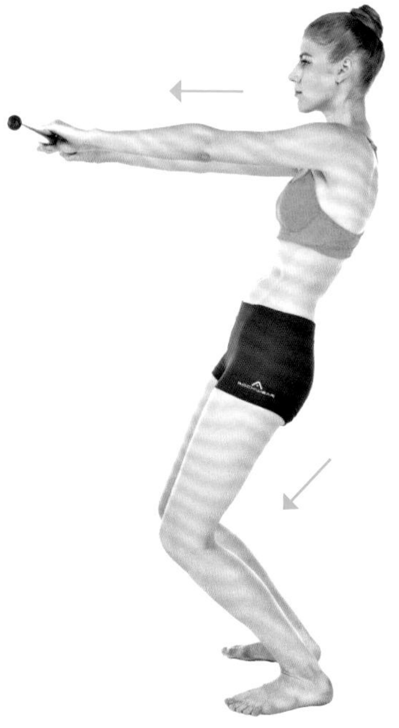

양팔을 앞으로
뻗고 무릎을 살짝
굽히면서 상체를
약간 뒤로 기울인다.

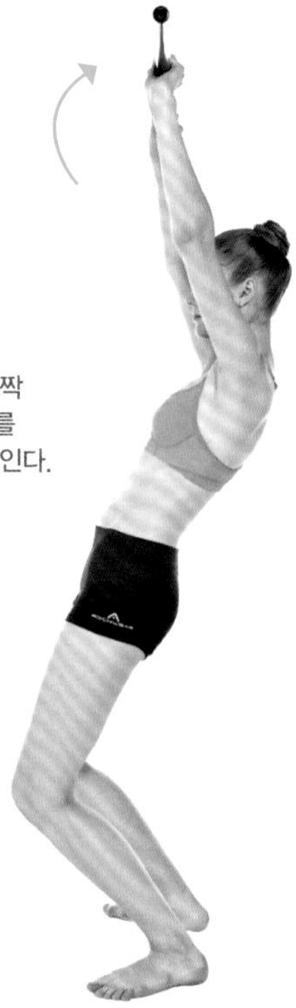

시작자세로
되돌아온 후 팔을 귀
옆 머리 위로 들어
올리면서 무릎을
구부린다.

03. 효과 양 무릎과 양팔의 근력이 강화됨과 동시에 복부 근력도 강화된다.

04. 주의사항 무릎을 굽힐 때 허리가 뒤로 젖혀지지 않도록 주의한다.

05. Note 엉덩이가 뒤로 빠지지 않도록 허리와 복근에 힘을 주어 상체를 꼿꼿하게 세운 자세에서 무릎을 펴고 일어서면서 상체를 일으키고 똑바로 선다.

업 댄스

01. 시작자세

다리를 어깨너비 정도로 벌리고 허리를 곧게 편 자세에서 봉을 가볍게 가슴 정도 위치에 둔다.

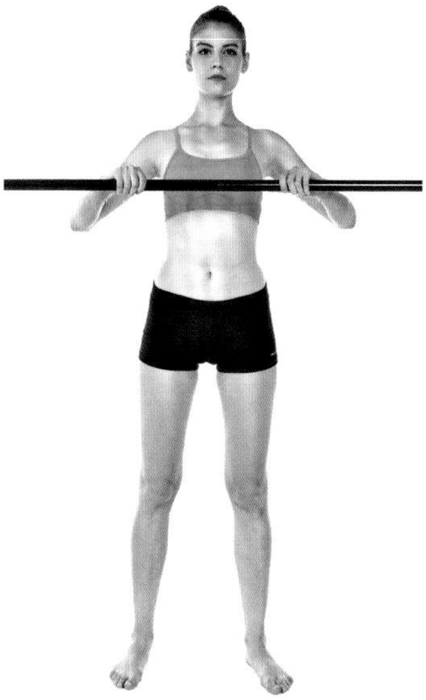

02. 동작

봉을 든 양팔은 그대로 유지한 채 상체를 앞으로 약간 굽히고 한쪽 다리를 들어 올린다. 양쪽 다리를 교대로 번갈아가며 굽혀준다. 이 동작이 익숙해지면 동작을 점점 더 빨리 진행한다.

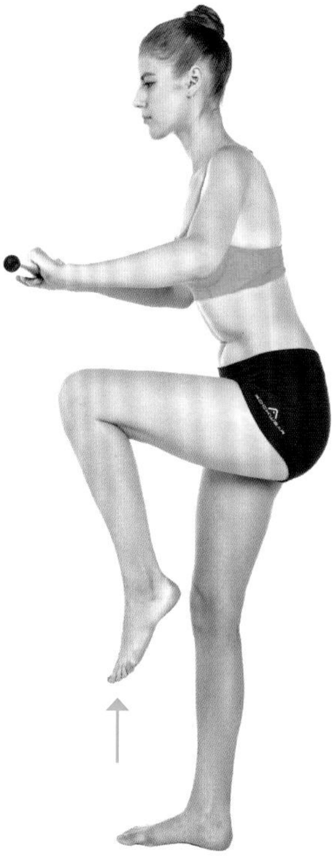

양팔은 그대로 유지한 채 상체를 앞으로 약간 굽히고 양쪽 다리를 교대로 번갈아가며 굽혀준다.

03. 효과 ▶ 양 무릎과 양팔의 근력이 강화됨과 동시에 복부 근력도 강화된다.

04. 주의사항 ▶ 전 동작을 통해 봉은 변함없이 가슴 앞에 자연스럽게 둔다.

05. Note ▶ 봉을 같은 위치로 든 채 제자리걸음을 하듯 걷는데, 들어 올리는 무릎은 가슴 쪽으로 들어 올리고 반대쪽 무릎은 약간 굽혀준다.

걷기/실내 고정식 자전거 타기

무릎관절의 근육과 인대를 튼튼하게 하는 운동으로 좋은 것이 바로 걷기운동이다. 물론 걷기운동은 무릎관절염 환자 외에도 일반적으로 건강을 위해 할 수 있는 가장 쉽고 효과가 좋은 운동이다.

게다가 무릎관절염이 발생하지 않은 상태에서 꾸준히 걷기운동을 하면 무릎관절의 노화 속도를 줄일 뿐만 아니라 관절염을 예방하는 효과도 있다. 이는 걷기운동이 무릎관절을 보호하는 근육과 인대를 강화해 움직일 때마다 전달되는 충격을 흡수하고 관절의 유연성을 높이기 때문이다. 그밖에 걷기운동은 전신 건강에도 많은 도움을 준다.

걷기운동의 효과

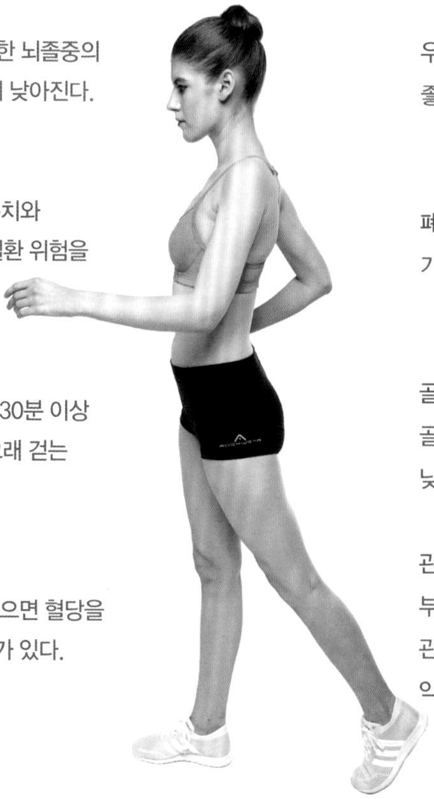

뇌졸중_ 응고된 혈액에 의한 뇌졸중의 발생 가능성이 절반 가까이 낮아진다.

심장_ 혈압, 콜레스테롤 수치와 혈액의 점도를 낮춰 심장질환 위험을 절반으로 떨어뜨린다.

체중_ 체지방 분해는 하루 30분 이상 걸을 때부터 나타나므로 오래 걷는 것이 중요하다.

당뇨_ 일정 시간 속보로 걸으면 혈당을 2배 가량 떨어뜨리는 효과가 있다.

우울증_ 기분전환과 스트레스 해소에 좋다. 집중력 향상에도 도움이 된다.

폐_ 폐활량을 증가시켜 폐질환 발병 가능성을 낮춘다.

골다공증_ 온몸의 근육과 뼈를 강화해 골다공증에 걸릴 위험을 1/3가량 낮춘다.

관절염_ 달리기와는 달리 관절의 부담을 몸무게 정도로 유지하면서 관절 부위 근육을 강화하고 관절염의 악화를 막는다.

다만 걷기운동이라고 무조건 아무렇게나 걸으면 안 된다. 특히 무릎관절염 환자들은 경사가 심하거나 울퉁불퉁한 길을 피해야 한다. 자칫 오히려 무릎관절에 충격을 주어 관절염을 심화시킬 수 있기 때문이다. 상체는 바로 세우고 시선은 정면을 향하며 양팔은 자연스럽게 흔드는 것이 바람직하다.

바른 걷기

×

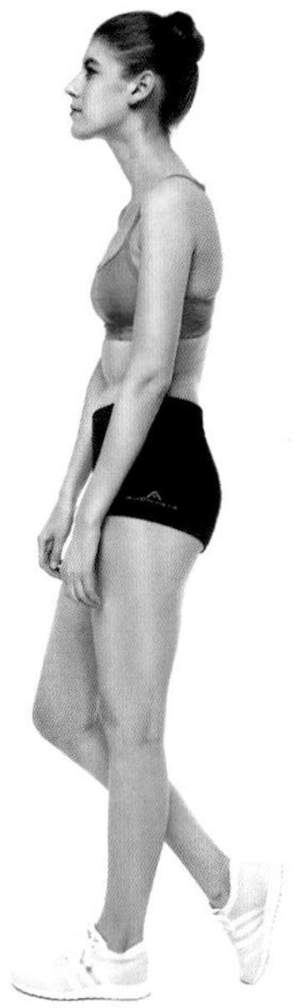

○

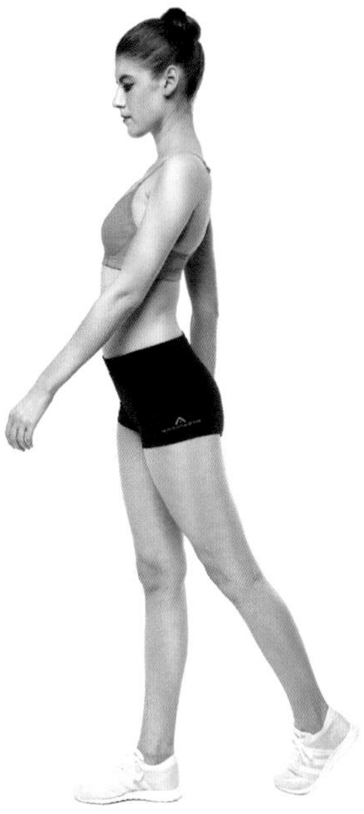

- 시선은 전방 10~15m를 바라본다.
- 목을 앞으로 빼거나 뒤로 젖힌 채 걷지 않는다.
- 등을 굽히면 가슴도 굽어져 내장기관에 부담을 준다. 등을 곧게 편다.
- 양손은 달걀을 감싸 쥐듯 주먹을 쥔다. 주머니에 손을 넣으면 자세가 흐트러지므로 손을 넣지 않는다.
- 무릎을 굽히면 무릎에 부담이 심해진다. 반듯하게 일자로 펴고 걷는다.

* 정상 보폭 = 자신의 키(cm) – 100cm
팔자걸음은 발의 피로를 가중시킨다.

다음으로 좋은 운동이 자전거를 타는 것이다. 자전거는 체중을 몸 전체로 분산시켜 무릎과 발목관절의 부담을 줄여주므로 관절염 환자들에게 권유하는 운동 중 하나이다. 특히 꾸준히 자전거를 타면 하체 근력과 근지구력을 향상시키고 무릎 근력을 키우는 데 많은 도움이 된다.

다만 관절염 환자들은 실외에서 자전거를 탈 경우에 길이 고르지 않아 오히려 무릎관절에 충격을 줄 수 있으므로 실내에서 타는 것이 바람직하다.

2. 무릎관절염 중기 단계

관절염 중기에는 초기부터 지속적으로 손상되고 닳아온 연골로 인해 반월상 연골판 역시 더욱 얇아지고 거칠어지면서 심하면 파열되기도 한다. 때문에 무릎의 통증이 초기와는 비교할 수 없이 더욱 심하다. 그래서 일어날 때 무릎이 잘 펴지지 않거나 계단을 내려갈 때 난간에 의지하게 되고 많이 걸으면 심한 통증이 유발되기도 한다.

관절염 중기에는 무릎을 단단히 잡아주고 무릎관절의 움직임을 담당하는 허벅지 앞뒤 근육을 강화하는 운동을 해주는 것이 통증을 줄이고 관절염의 진행을 막는 길이다. 하지만 너무 무리하게 운동하면 오히려 역효과가 나타날 수 있으므로, 통증이 느껴지면 운동을 중단하고 운동범위도 통증이 없고 본인이 할 수 있는 한도까지로 제한하는 것이 좋다.

한쪽 다리로 균형 잡기

01. 시작자세 양손으로 의자의 등받이를 잡고 다리를 적당한 너비로 벌린 채 바로 선다.

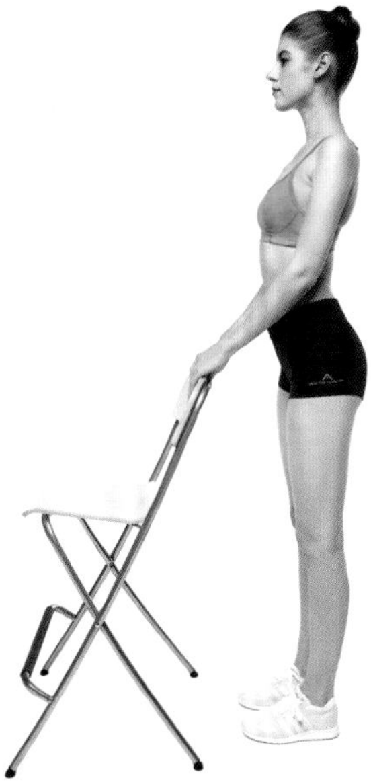

02. 동작 균형을 잡기 위해 의자의 등받이를 가볍게 잡고 한쪽 다리를 천천히 바닥에서 들어 올린다. 그런 다음 다리를 들고 있는 상태에서 의자 등받이에서 손을 떼고 20초간 버틴다. 이 동작을 양쪽 다리 교대로 시행한다.

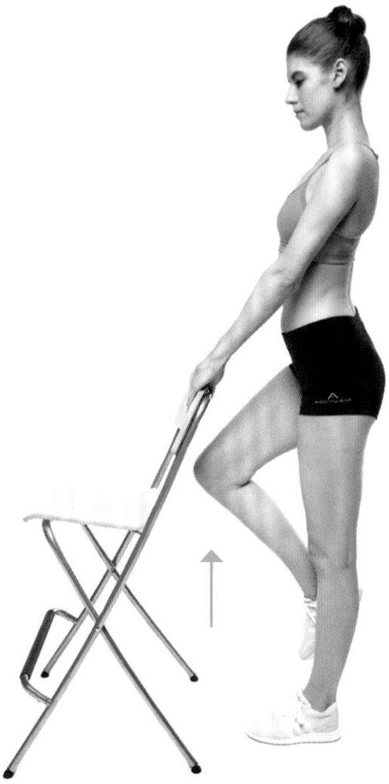

한쪽 다리를 들 때
상체와 바닥에 닿은
다리의 중심을 유지한다.

03. 효과 ▶ 이 운동을 열심히 하면 무릎 근력이 강해지면서 앞으로 굽히거나 차에 타고 내리는 동작이 수월해진다.

04. 주의사항 ▶ 의자 등받이에서 손을 뗄 때 넘어지지 않도록 균형을 잘 잡는다.

05. Note ▶ 동작이 익숙해지면 손을 떼고 균형을 잡을 때 시간을 20초 이상으로 늘리거나 눈을 감고 시도해보도록 한다.

한쪽 다리 들어 전후방으로 움직이기

01. 시작자세

의자를 앞에 세워놓고 균형을 잡기 위해 의자의 등받이를 양손으로 가볍게 잡은 채 바로 선 자세를 취한다.

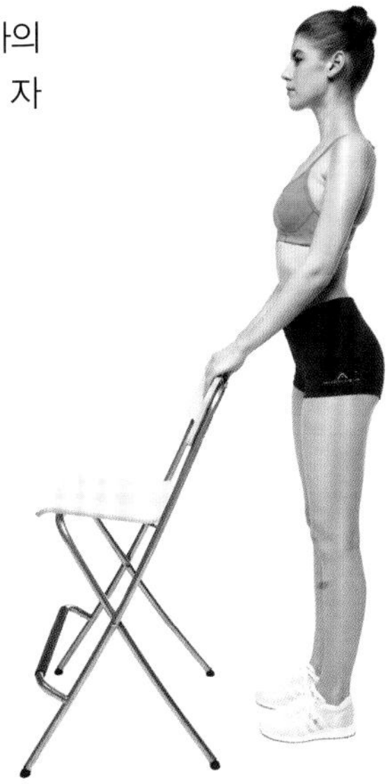

02. 동작

한쪽 다리에 체중을 싣고 다른 쪽 다리를 무릎을 굽히면서 앞으로 들어 올렸다가 5초간 유지한 후 무릎을 펴면서 뒤로 들어 올린 다음 또 다시 5초간 유지한 후 제자리로 내려놓는다. 이 동작을 양쪽 다리 교대로 20회씩 반복 시행하되, 매 10회마다 다리를 교대한다.

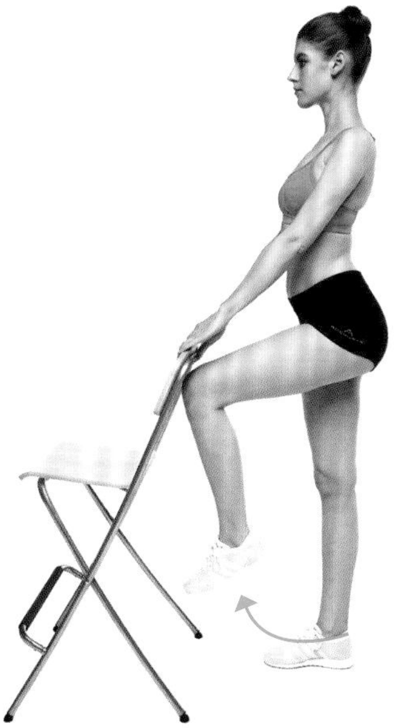

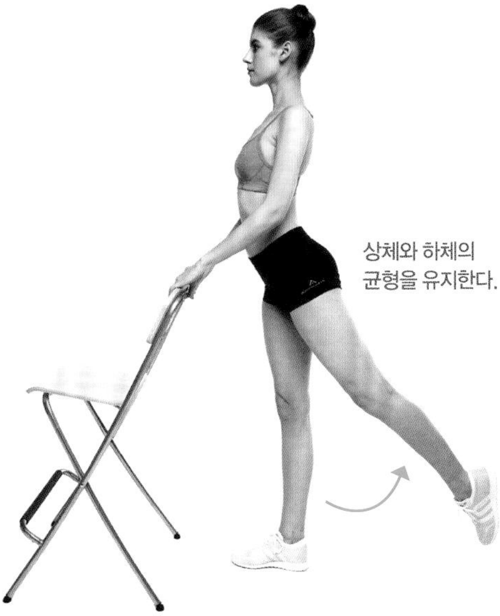

상체와 하체의
균형을 유지한다.

03. 효과

고관절과 무릎의 근력을 강화하면서 가동성을 증대시켜 주고 동시에 허리 근력의 강화에도 도움이 된다.

04. 주의사항

의자의 등받이를 견고하게 잡아 넘어지지 않도록 주의한다.

05. Note

체중을 지지하고 있는 다리를 약간 굽혀서 동작을 하면 그쪽 무릎의 근력도 함께 강화할 수 있다.

다리 꼬아 들어올리기

01. 시작자세 테이블이나 의자에 발목을 서로 교차시키고 앉는다.

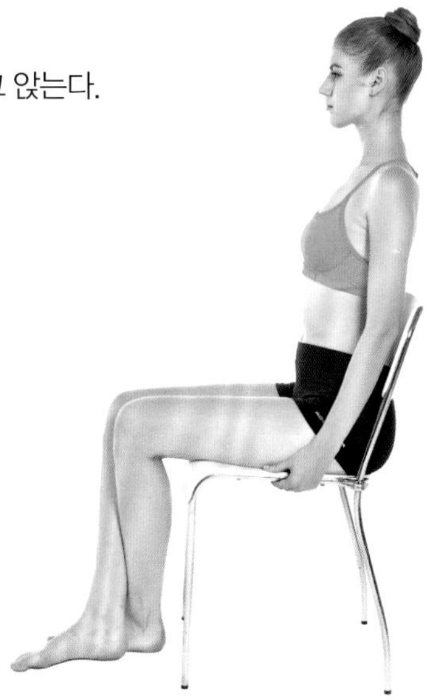

02. 동작 발목을 서로 교차시킨 채 아래쪽 다리의 힘으로 위쪽 다리를 들어 올려 10초간 유지한 후 제자리로 되돌아온다. 이 동작을 양쪽 다리 교대로 10회씩 반복 시행한다.

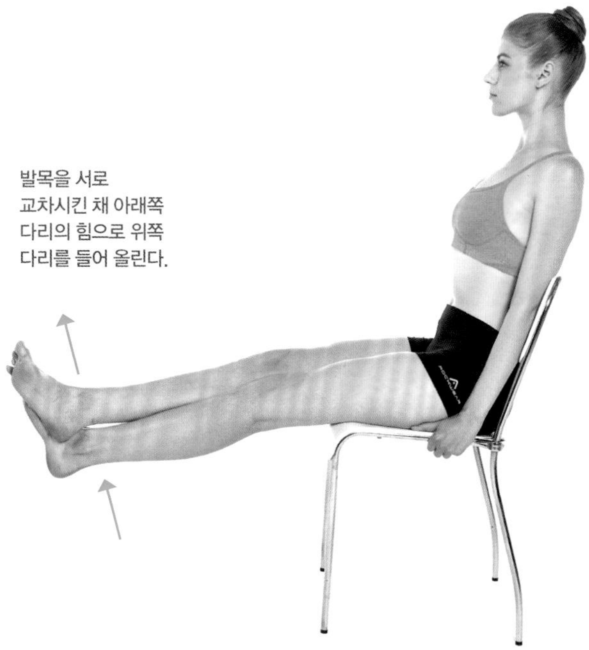

03. 효과 허벅지 앞쪽 근육인 대퇴사두근을 강화하고 무릎관절의 가동성을 증대시키는 데 도움이 된다.

04. 주의사항 다리를 들어 올릴 때 상체가 뒤로 넘어가지 않도록 주의한다.

05. Note 처음에는 자꾸 상체가 뒤로 넘어가려고 하면서 다리를 들어 올리는 각도가 미미하게 되는데, 양손으로 의자나 테이블을 잡고 상체를 꼿꼿하게 하면 다리를 들어 올리는 데 도움이 된다.

무릎 굽히기 운동

01. 시작자세

양손으로 양쪽 허리를 잡고 다리를 약간 벌린 채 바로 선 자세를 취한다.

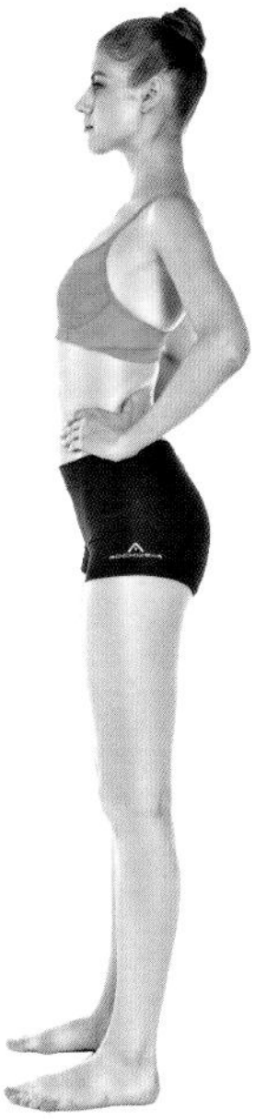

02. 동작

한쪽 발을 앞으로 한 걸음 내딛는다. 그런 다음 무릎을 굽히면서 가볍게 체중을 실었다가 편다. 이 동작을 양쪽 다리 교대로 20회씩 반복 시행한다.

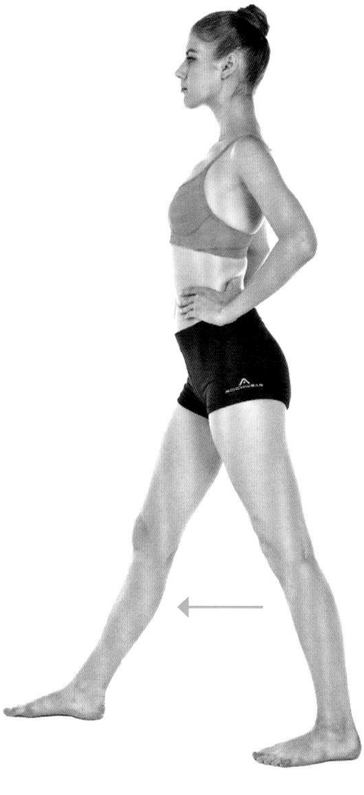

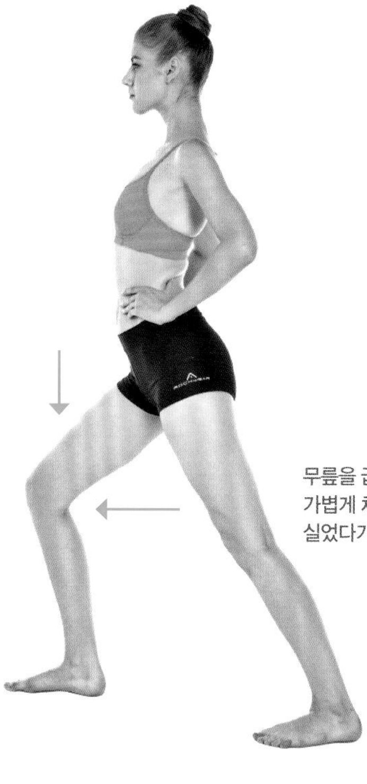

무릎을 굽히면서 가볍게 체중을 실었다가 편다.

03. 효과 관절염 중기인 환자들의 무릎에 심한 충격을 주지 않으면서 대퇴사두근을 강화해 준다. 대퇴사두근이 강화되면 통증도 줄고 무릎관절의 가동성도 증대될 수 있다.

04. 주의사항 관절염 말기 진단을 받은 경우에는 오히려 무릎관절에 자극을 주어 통증이 증대될 수 있으므로 피하는 것이 좋다.

05. Note 동작이 익숙해지면 빠른 속도로 반복하면서 횟수도 늘리도록 한다.

무릎 펴기 운동 1

01. 시작자세 ▶ 두 다리를 펴고 천장을 향해 똑바로 눕는다.

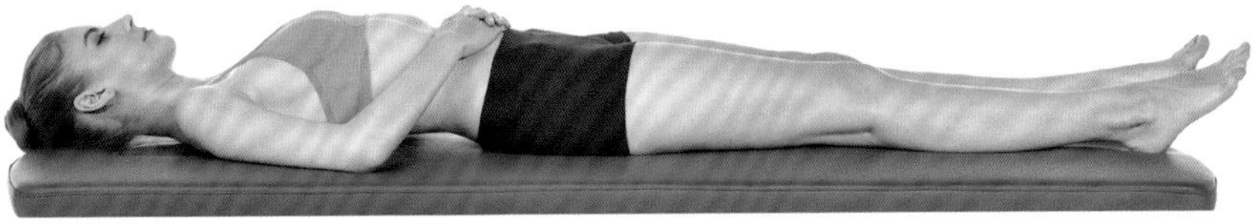

02. 동작 ▶ 발뒤꿈치와 어깨로 체중을 지탱하면서 엉덩이를 들어 올려 5초간 유지한다. 이 동작을 10회 반복 시행한다.

어깨와 발뒤꿈치로
체중을 지탱하면서
엉덩이를 든다.

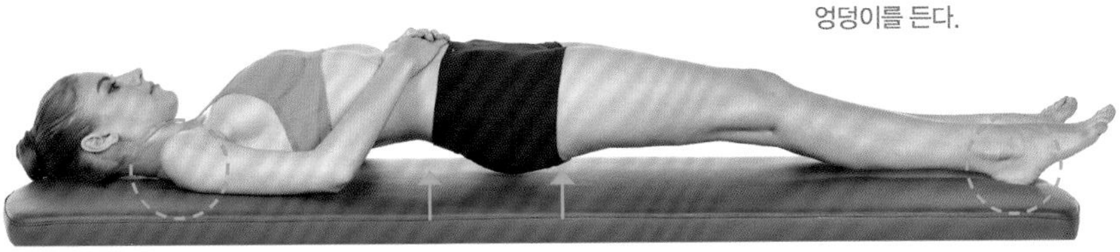

03. 효과 ▶ 무릎관절을 펴는 데 사용되는 근육과 인대를 강화해 무릎관절의 움직임을 원활하게 해준다.

04. 주의사항 ▶ 엉덩이를 들어 올릴 때 무릎에 힘이 너무 과도하게 들어가면 오히려 무릎관절에 충격이 더해져 통증이 올 수 있으므로, 스스로 적당한 범위에서 엉덩이를 들어주고 익숙해지면서 차츰 각도를 높여주는 것이 좋다.

05. Note ▶ 이 운동을 하는 사람들은 무릎관절염이 어느 정도 진행된 상태이므로 처음부터 엉덩이를 들기가 수월하지는 않다. 이런 경우에는 양손으로 바닥을 짚어 발목에 가해지는 힘을 분산시켜 주면 훨씬 수월하다.

무릎 펴기 운동 2

01. 시작자세 벽에 등을 대고 서서 공을 한쪽 무릎과 벽 사이에 끼워놓는다. 반대편 발은 벽에서 약간 앞쪽으로 내딛는다.

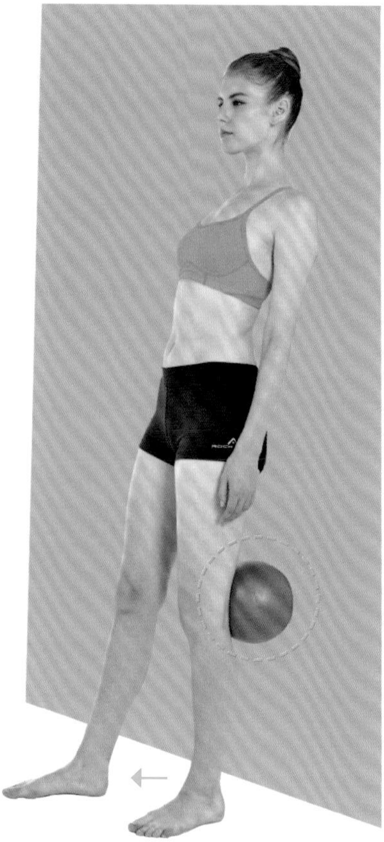

반대편 발은 벽에서 약간
앞쪽으로 내딛는다.

02. 동작

무릎 주위의 힘으로 공을 벽 쪽으로 밀어 압박하여 5초간 유지한 후 제자리로 되돌아온다. 이 동작을 양쪽 다리 교대로 10회씩 반복 시행한다.

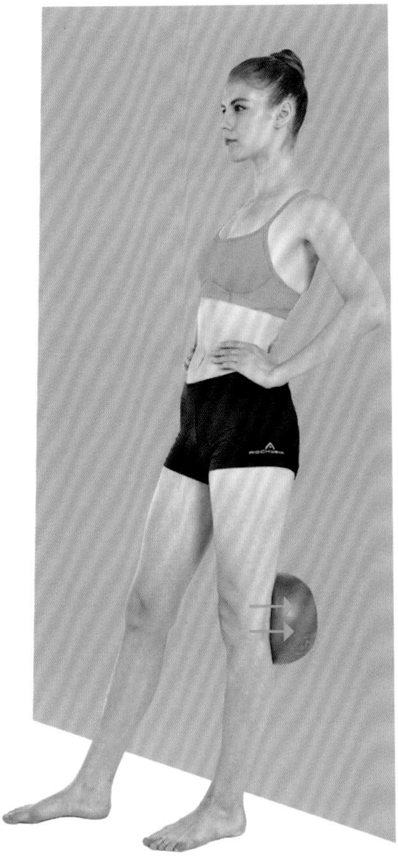

03. 효과

허벅지 앞쪽 근육인 대퇴사두근을 강화하므로 무릎관절을 굽혔다 펴는 운동의 가동성을 증대시키는 데 도움이 된다.

04. 주의사항

공을 누르지 않는 다리를 벽과 조금 떨어지게 하는 이유는 공을 누르는 힘을 극대화하기 위함이다. 때문에 공을 밀 때에는 최대한 무릎 주위에 힘을 가해야 효과가 증대된다.

05. Note

관절염이 심한 경우에는 무릎 뒤에 대는 공을 처음부터 탄성이 강한 것으로 사용하지 말고 풍선처럼 탄성이 약한 것으로 시작해 점차 탄성을 높여가야 한다.

봉이야 운동

01. 시작자세 봉을 몸 앞에 두고 양손으로 잡은 채 바로 선 자세를 취한다.

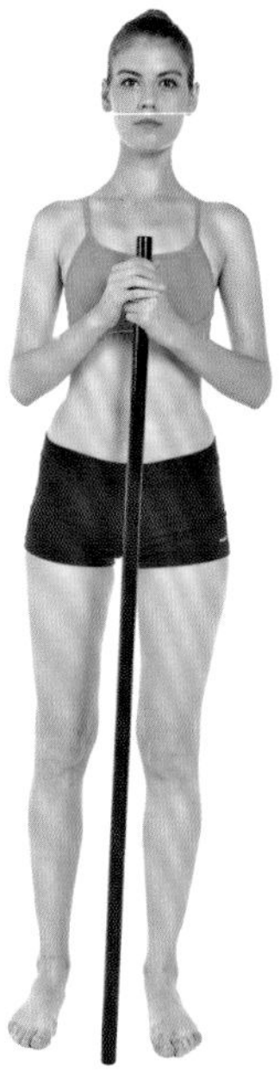

02. 동작 봉을 몸 앞의 중앙에 위치하도록 세워 잡고 한쪽 다리를 굽혀 전방으로 들어 올린 다음 봉을 기준으로 좌우로 교차시키면서 무릎을 굽혔다 폈다 한다. 이 동작을 양쪽 다리 교대로 10회씩 반복 시행한다. 이때 중요한 것은 무릎을 펼 때 발목의 힘을 이용해 발끝이 하늘을 향하도록 세워주는 것이다.

무릎를
굽히면서
한쪽 다리를
들어준다.

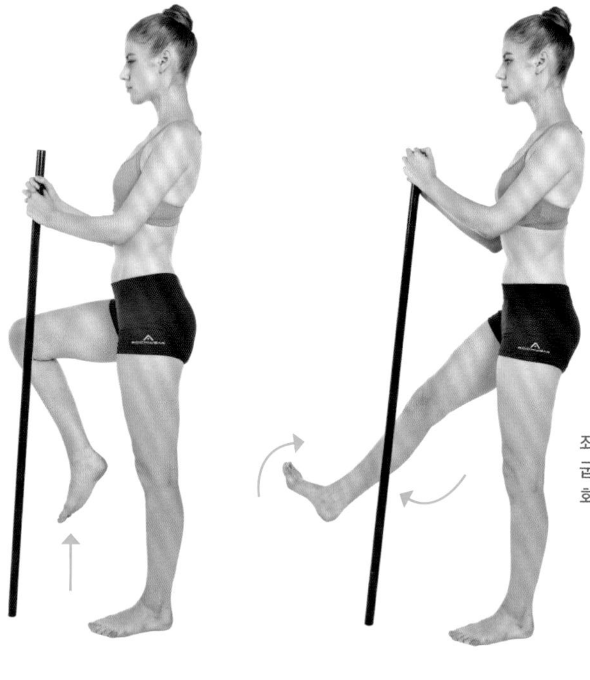

좌우로 무릎을
굽혔다 폈다 각각 10
회씩 반복한다.

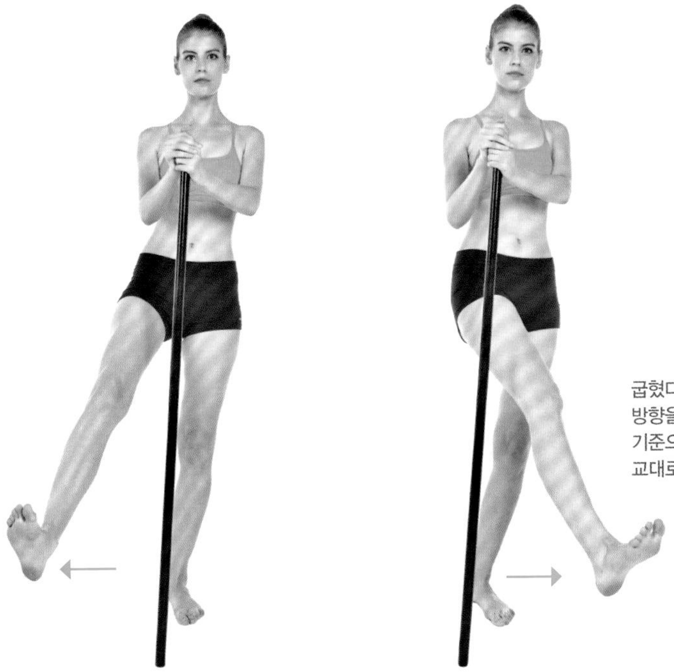

03. 효과 관절염 중기인 환자들이 쉽게 대퇴사두근과 내전근을 강화하게 해주어 통증을 줄여주고 무릎관절의 가동성을 높여준다. 꾸준히 시행하면 관절염의 진행을 막는 효과가 있다.

04. 주의사항 무릎을 들 때 무리하게 높이 들려 하지 말고 자신이 가능한 정도로만 들도록 한다.

05. Note 봉이 없으면 집안에 흔히 있는 대걸레 자루나 긴 우산을 사용해도 된다.

밴드를 이용한 굴곡/신전 운동

01. 시작자세

① **신전 동작:** 탄력 고무 밴드를 한쪽은 발에, 다른 한쪽은 발목에 걸쳐 감아놓고 두 다리를 90도로 굽힌 채 엎드려 누운 자세를 취한다.

② **굴곡 동작**: 탄력 고무 밴드를 한쪽은 발에, 다른 한쪽은 발목에 걸쳐 감아놓고 두 다리를 편 채 엎드려 누운 자세를 취한다.

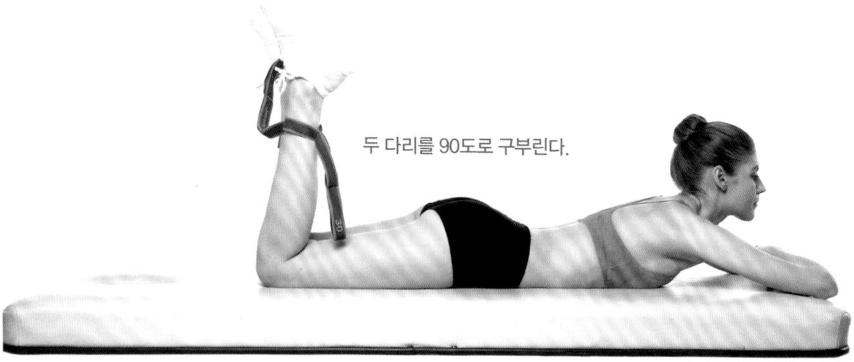

02. 동작

① **신전 동작:** 두 다리를 굽힌 상태에서 발에 밴드를 맨 쪽의 다리를 펴서 바닥으로 내린다.

② **굴곡 동작:** 두 다리를 편 상태에서 발목에 밴드를 맨 쪽의 다리를 90도로 굽힌다. 굴곡과 신전 동작을 양쪽 다리 교대로 20회씩 시행하되, 매 10회마다 다리를 교대한다.

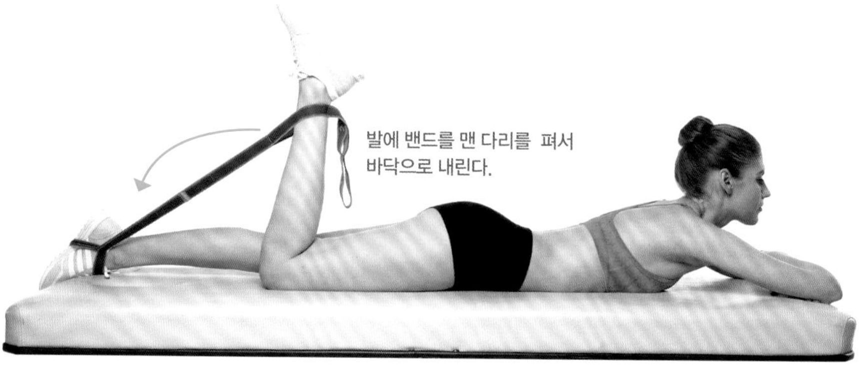

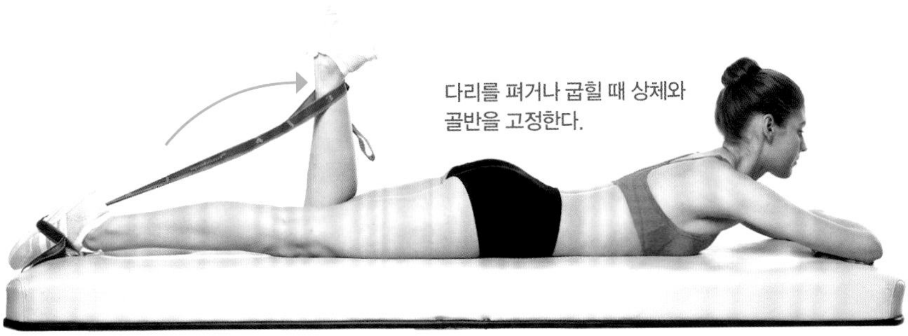

03. 효과 다리 근력을 강화하는 것은 물론 무릎관절의 가동성을 증대시켜 주는 효과가 있다.

04. 주의사항 다리를 움직일 때 골반과 상체가 움직이면 안 된다.

05. Note 굽힌 다리를 약간 허리 쪽으로 들어 올려주면 허리 근력(코어근육) 강화에도 도움이 된다.

무릎 굴곡 스트레칭

긴 타월이나 탄력 고무 밴드를 한쪽 발등에 두르고 그쪽 다리를 90도로 구부린 채 엎드려 누운 자세를 취한다.

01. 시작자세

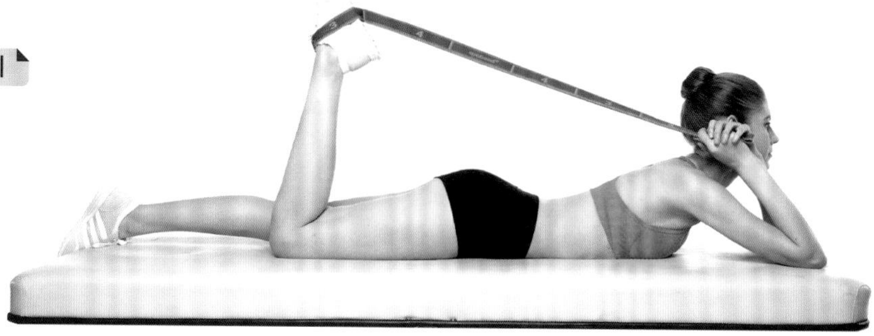

02. 동작 손으로 고무 밴드의 끝을 잡아당기면서 다리를 굽혀 20초간 유지한 후 다시 시작자세로 되돌아온다. 이 동작을 양쪽 다리 교대로 10회씩 반복 시행한다.

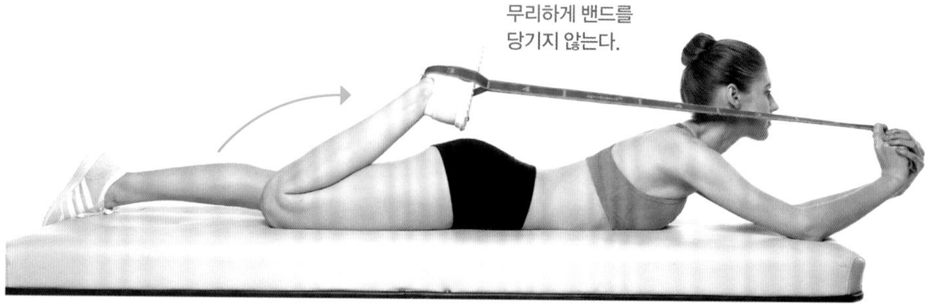

03. 효과 무릎관절의 가동성을 증대시켜 준다.

04. 주의사항 무릎관절이 지나치게 굽혀질 때까지 밴드를 당길 필요는 없다. 적당한 굴곡에서 밴드 당기기를 멈춘다.

05. Note 목욕탕의 따듯한 물 속에 앉아서 손으로 발을 뒤로 당겨 무릎을 굽히면 더욱 좋은 효과를 거둘 수 있다.

뒤로 걷기 운동

01. 시작자세 일반적인 걷기 동작과 같은 자세를 취한다.

02. 동작 어깨와 가슴을 활짝 펴고 몸의 무게중심을 약간 뒤에 오게 한다. 팔은 가급적 90도를 유지하고 자연스럽게 앞뒤로 흔든다. 발이 지면에 닿을 때에는 발가락-발바닥-발뒤꿈치 순으로 바닥에 댄다.

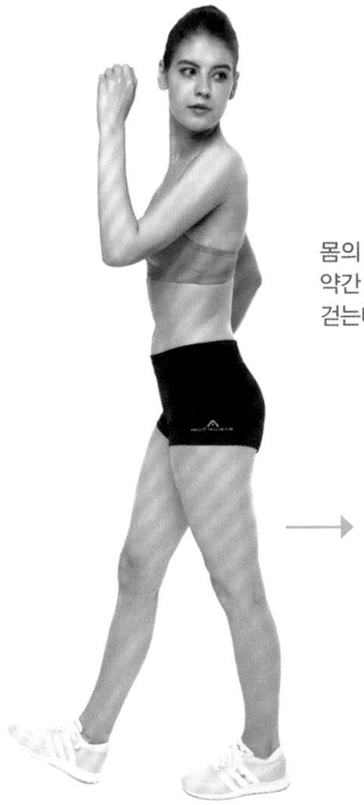

몸의 무게중심을 약간 뒤에 두고 뒤로 걷는다.

03. 효과 뒤로 걸으면 평소에 쓰지 않는 근육을 사용하기 때문에 무릎의 근육을 골고루 단련시키는 데 도움이 된다.

04. 주의사항 뒤로 걸을 때에는 시야가 가려지기 때문에 특히 바닥이 평평하고 장애물이 없는 곳에서 걸어야 부상을 방지할 수 있다.

05. Note 뒤로 걷기를 할 때에는 신발 굽이 되도록 낮은 편한 운동화를 착용하는 것이 좋다.

바로 누워 발 밀기

01. 시작자세 바로 누워 양팔은 손바닥을 바닥으로 향하게 한 채 몸 옆에 나란히 두고 두 다리는 90도로 굽혀 들어 올린 자세를 취한다.

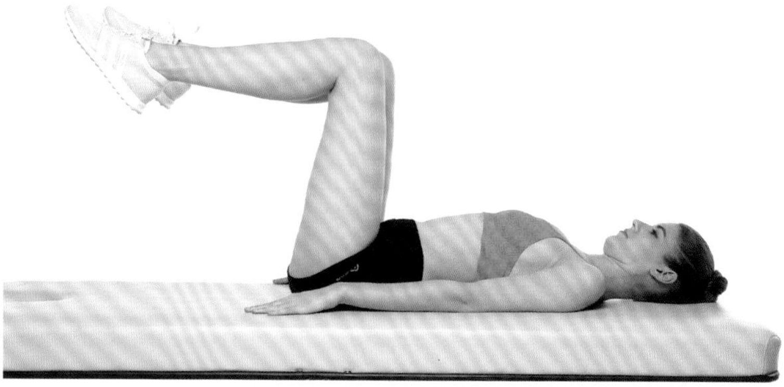

02. 동작 숨을 내쉬면서 복부에 힘을 주고 한쪽 다리를 45도 정도 최대한 펴서 뻗어 들어 올렸다가 숨을 들이쉬면서 시작자세로 되돌아온다. 이 동작을 좌우 교대로 10회씩 반복 시행한다.

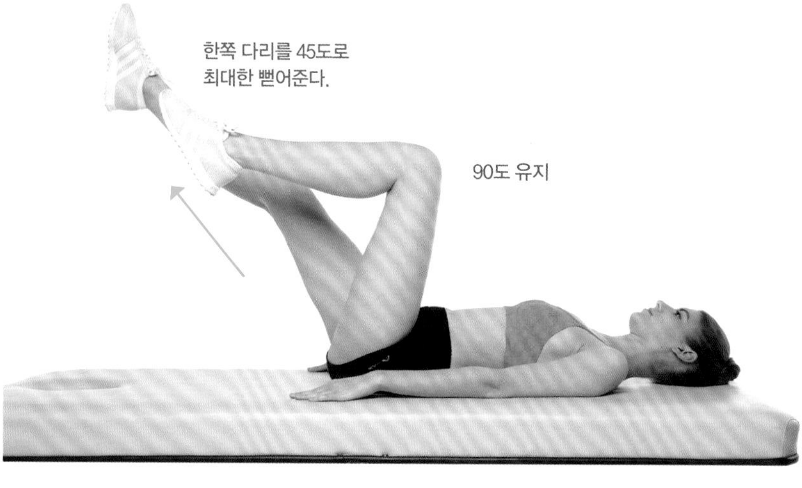

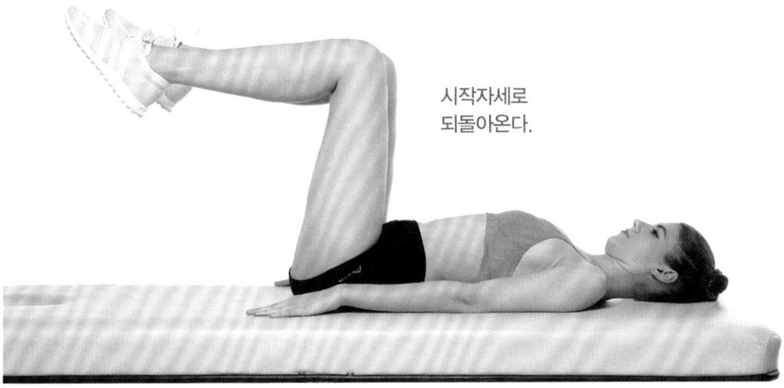

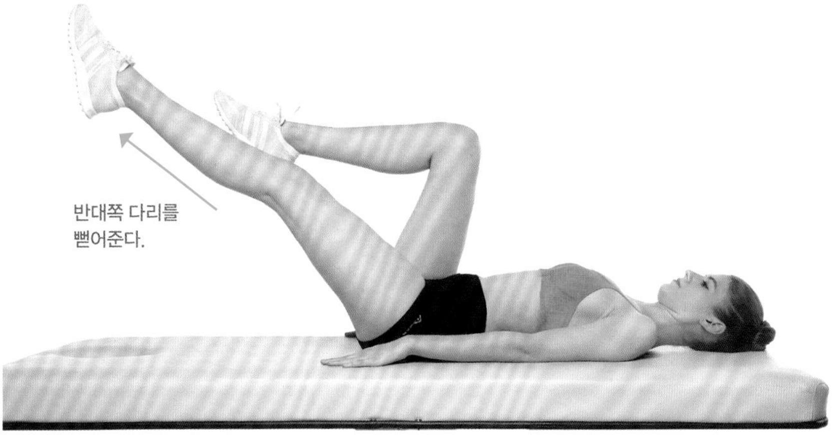

03. 효과 고관절과 무릎의 근육뿐만 아니라 코어근육과 복근 강화에도 도움이 되고 관절의 가동성도 증대시켜 준다.

04. 주의사항 상체와 목에 과도한 힘이 들어가지 않도록 주의한다.

05. Note 골반기저근을 수축시켜 골반을 바닥에 견고하게 안정화하고 허리는 중립 자세를 유지해야 한다. 발을 밀어냈다가 무릎을 끌어오는 느낌으로 시행한다.

바로 누워 자전거 타기

01. 시작자세 바로 누워 두 다리를 90도로 굽혀 들어 올린 자세를 취한다.

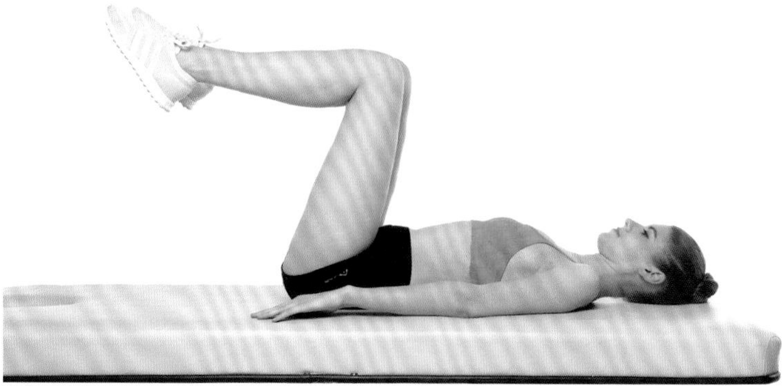

02. 동작 자전거의 페달을 밟듯이 좌우 다리의 굴곡과 신전이 서로 교차하는 동작으로 허공을 향해 천천히 부드럽게 발길질을 한다. 이 동작을 10회씩 3세트 반복 시행한다.

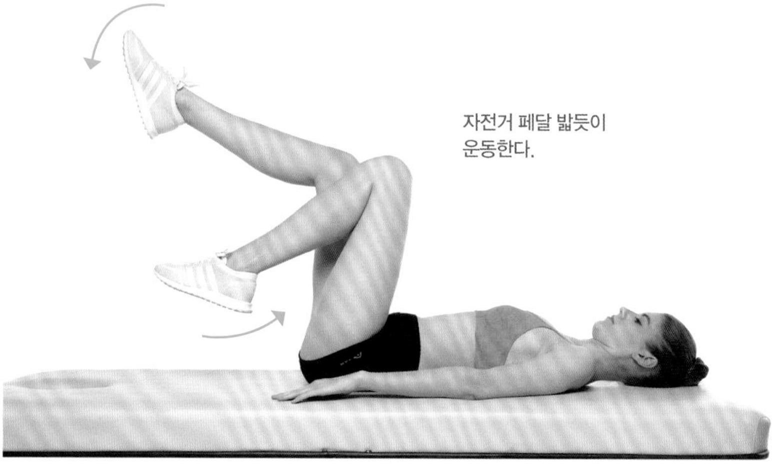

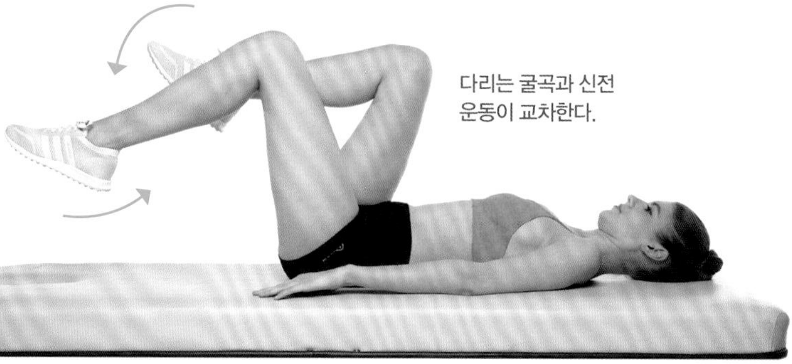

03. 효과 다리 근력을 강화하는 것은 물론 무릎과 고관절의 가동성을 증대시켜 주는 효과가 있다.

04. 주의사항 골반과 상체를 바닥에 견고하게 안착시켜 다리를 움직일 때 상체와 골반이 많이 움직이지 않도록 한다.

05. Note 복근과 코어근육 강화에도 도움이 된다.

3. 무릎관절염 말기 단계

무릎관절염 말기라고 하는 것은 이미 연골이 다 닳아서 없어진 상태로 반월상 연골판도 많이 손상된 경우를 말한다. 연골과 반월상 연골판이 소실되면 뼈와 뼈가 부딪치게 되어 통증이 매우 극심해진다. 뿐만 아니라 관절의 변형으로 다리 모양도 O형으로 변형되어 보행에도 불편을 초래한다.

관절염 말기가 되면 사실 움직이는 것 자체가 매우 힘들다. 가만히 있어도 통증이 오기 때문에 아예 행동을 최소화하는 경우가 많다. 그렇다고 가만히 있으면 근력이 약해져 나중에는 아예 자리 보존하고 누울 수 있다. 그러므로 최대한 움직이고 운동범위가 과하지 않은 한도에서 조금씩 꾸준히 운동을 해서 근력을 강화하면 통증도 줄어들고 행동도 자유로울 수 있다.

'무릎 굴곡 스트레칭,' '무릎 신전 스트레칭'과 '슬와근막 이완'을 한 후 본격적인 운동을 실시하면 통증 없이 운동을 잘하고 효과를 높일 수 있다.

슬와근막 이완

01. 시작자세 한쪽 다리를 90도로 굽혀놓고 다른 쪽 다리를 편안하게 편 상태에서 무릎 뒤 오금 밑에 테니스공이나 수건을 받쳐둔 채 편안한 자세를 취한다.

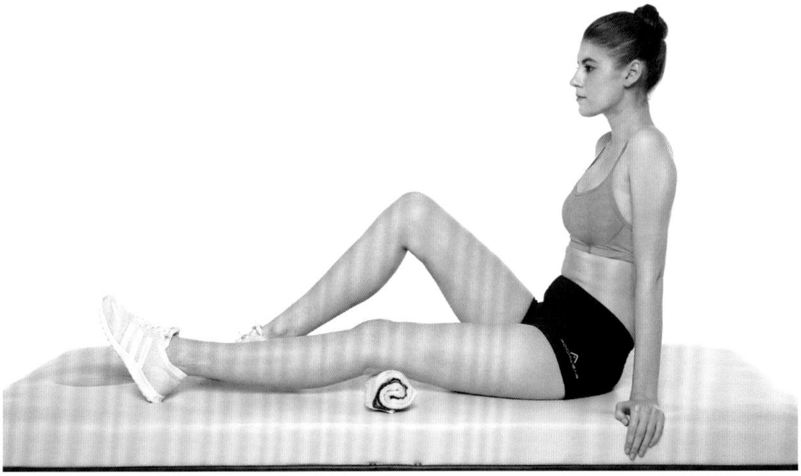

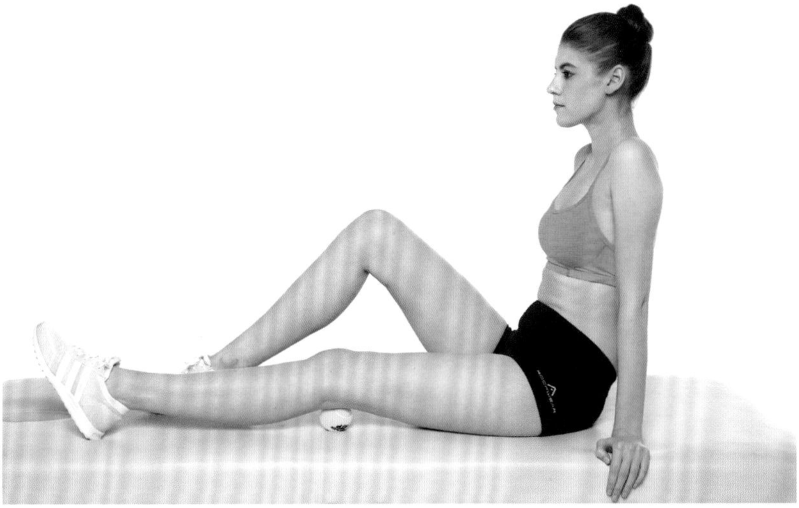

02. 동작 테니스공이나 수건을 받친 다리에 힘을 주어 쭉 뻗은 상태에서 2분간 유지하거나 뻗은 다리를 위아래로 천천히 움직여준다. 이 동작을 양쪽 다리 교대로 시행한다.

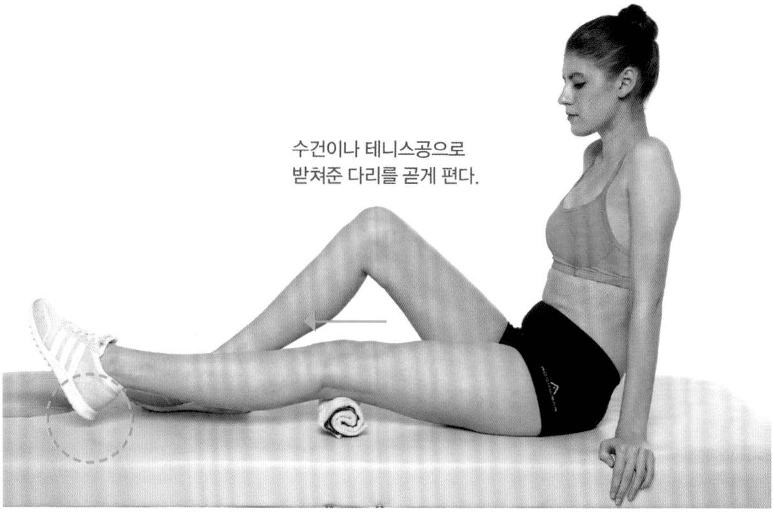

발뒤꿈치가 바닥에
닿으면 안 된다.

03. 효과 무릎 뒤 근육과 근막이 이완되면서 무릎관절의 가동성 증대에 많은 도움이 된다.

04. 주의사항 노년층에서 특히 오금 부위에 통증이 심한 환자는 이 운동을 시행하기 전에 오금 부위 혈관병증에 관한 검사를 받아볼 필요가 있다.

05. Note 인체에는 6개의 횡격막(뇌 횡격막, 흉곽 입구 횡격막, 호흡 횡격막, 골반 횡격막, 무릎 횡격막, 족저 횡격막)이 있는데, 그 중 다섯 번째의 무릎 횡격막은 긴장이 발생하면 무릎에 악영향을 미친다.

무릎 신전 스트레칭

01. 시작자세 긴 타월이나 탄력 고무 밴드를 한쪽 발바닥에 두르고 두 다리를 쭉 편 채 바닥에 바로 누운 자세를 취한다.

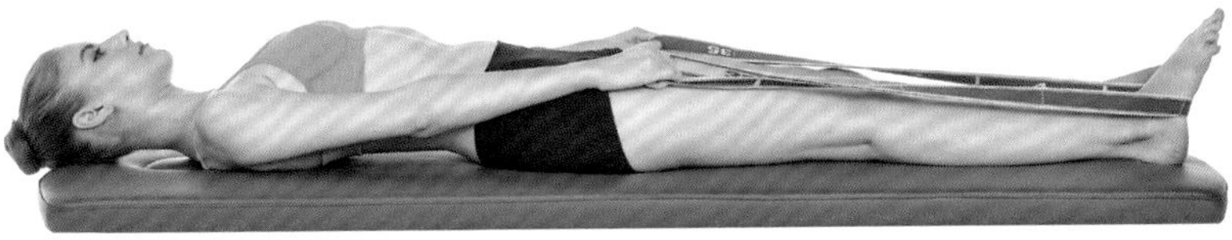

02. 동작 양손으로 탄력 고무 밴드의 끝을 팽팽하게 잡아당기면서 다리를 편 상태로 최대한 들어 올려 10초간 유지한 후 다시 제자리로 내려 놓는다. 이 동작을 양쪽 다리 교대로 10회씩 반복 시행한다.

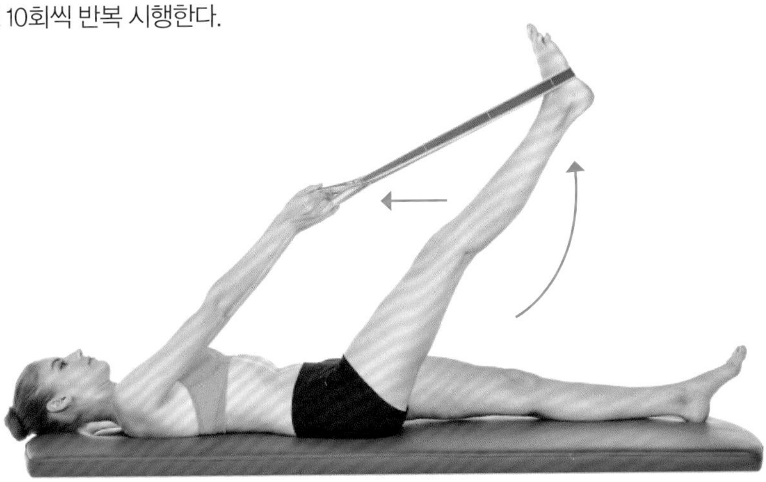

03. 효과 무릎관절을 신전시킬 뿐만 아니라 슬괵근과 비복근을 함께 스트레칭 시켜 주면서 고관절의 기능까지도 원활하게 해준다.

04. 주의사항 노년층에서 특히 오금 부위에 통증이 심한 환자는 이 운동을 시행하기 전에 오금 부위 혈관병증에 관한 검사를 받아볼 필요가 있다.

05. Note 이 운동은 종아리나 허벅지에 쥐가 자주 발생하는 경우에 좋다.

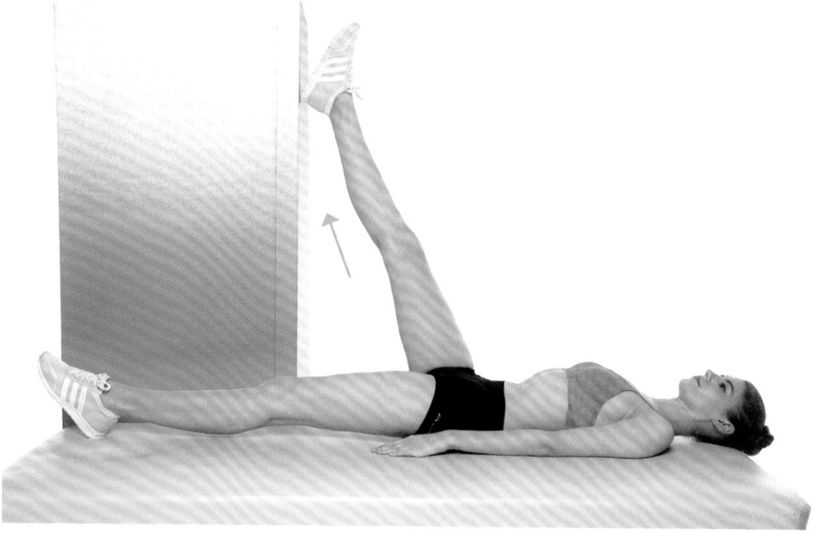

* 벽을 이용해 스트레칭 하는 방법도 있다.

무릎 펴기 운동 1

01. 시작자세 천장을 향해 똑바로 눕고 발목 부위에 수건이나 작은 베개를 받친다.

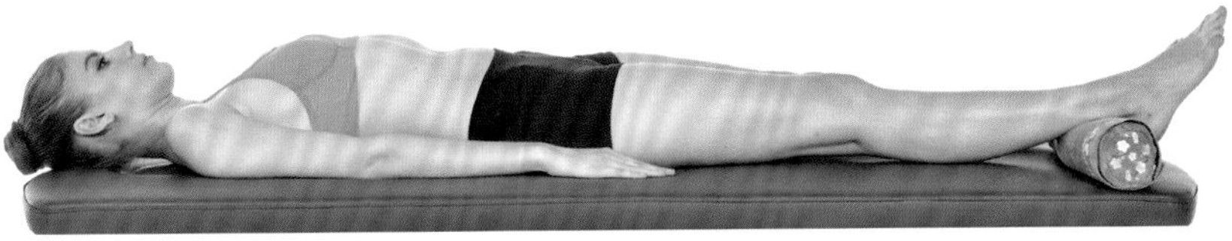

02. 동작 ① **동작 1:** 무릎에 힘을 주어 발목을 접었다 폈다 한다. 이 동작을 양발 교대로 20회 씩 반복 시행한다.

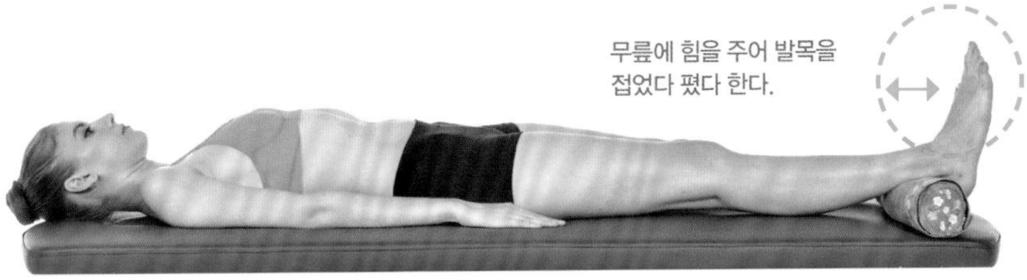

② **동작 2:** 동작 1을 하면서 반대쪽 다리를 30cm 정도 들어 올려 10초간 유지한다. 반대편 다리도 똑같이 시행한다.

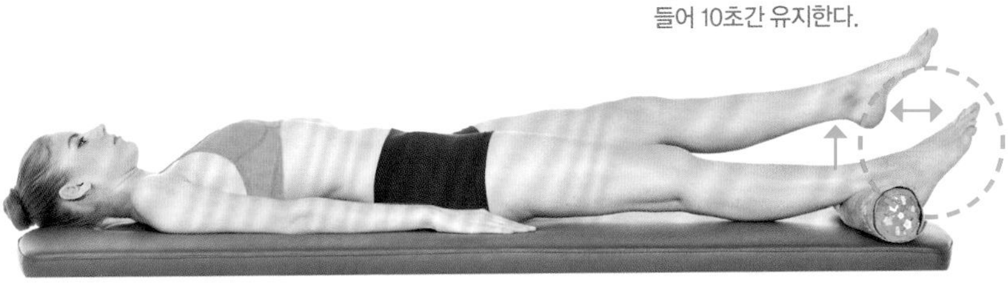

03. 효과 ▶ 무릎관절을 펴는 데 관여하는 근육을 강화해 무릎관절의 신전 움직임을 원활하게 해준다.

04. 주의사항 ▶ 발목을 움직여 무릎을 펼 때 무릎에 너무 과도하게 힘을 주어 무릎관절에 충격이 가해지지 않도록 한다.

05. Note ▶ 발목을 움직이거나 다리를 들어 올릴 때 최대한 무릎이 펴지도록 한다.

무릎 펴기 운동 2

01. 시작자세 다리를 펴고 앉아 무릎 뒤쪽에 주먹을 댄다.

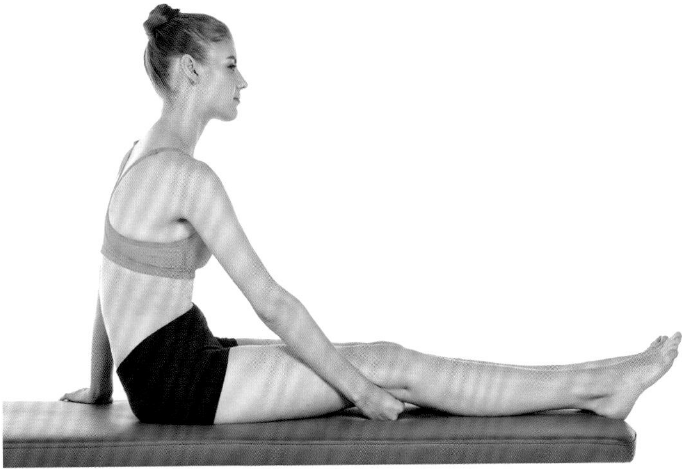

02. 동작 무릎에 힘을 주어 무릎으로 주먹을 눌러 5초간 유지한다. 이 동작을 양쪽 다리 교대로 10회씩 반복 시행한다.

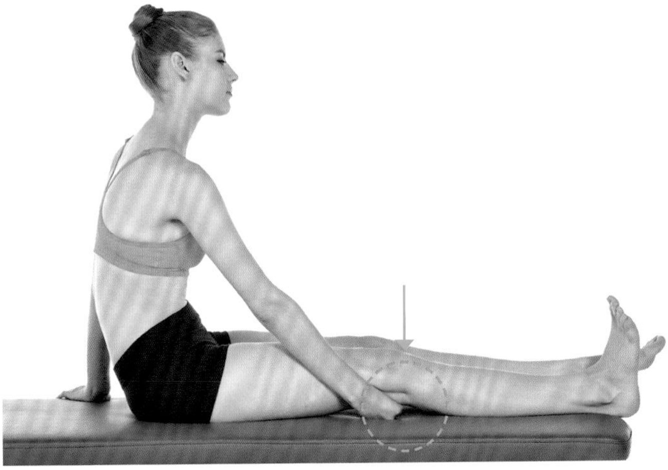

03. 효과 무릎관절의 신전 근육을 강화해주고 신전 움직임을 원활하게 해준다.

04. 주의사항 무릎으로 주먹을 누를 때 무릎에 너무 과도하게 힘을 주면 무릎관절에 충격이 가해질 수 있으므로 적당히 누르도록 한다.

05. Note 무릎에 통증이 있는 관절염 환자인 경우에는 주먹 대신 표면적이 넓은 베개를 받치도록 한다.

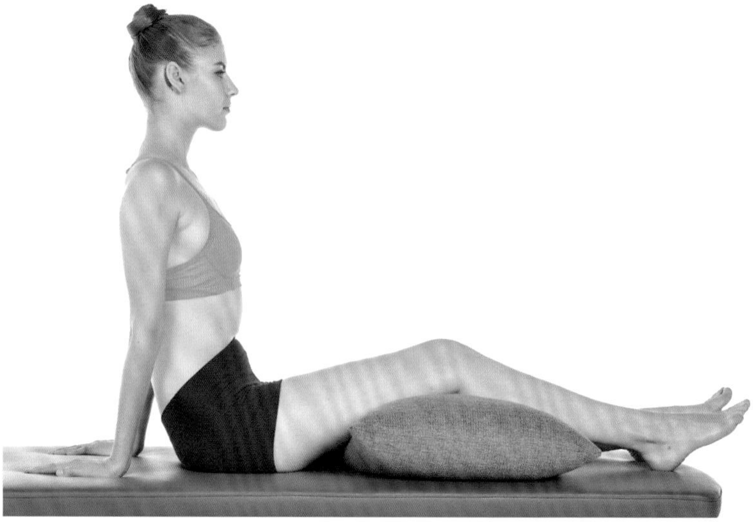

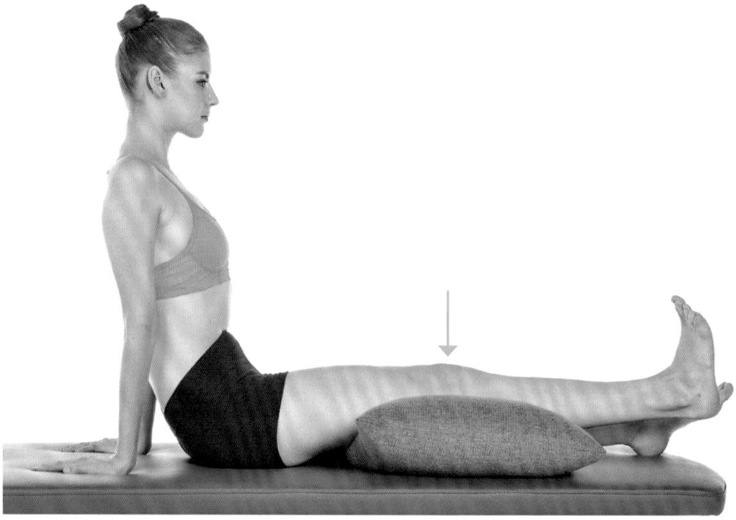

무릎 펴기 운동 3

01. 시작자세 한쪽 다리를 펴고 무릎 밑에 수건을 말아놓은 채 앉은 자세를 취한다.

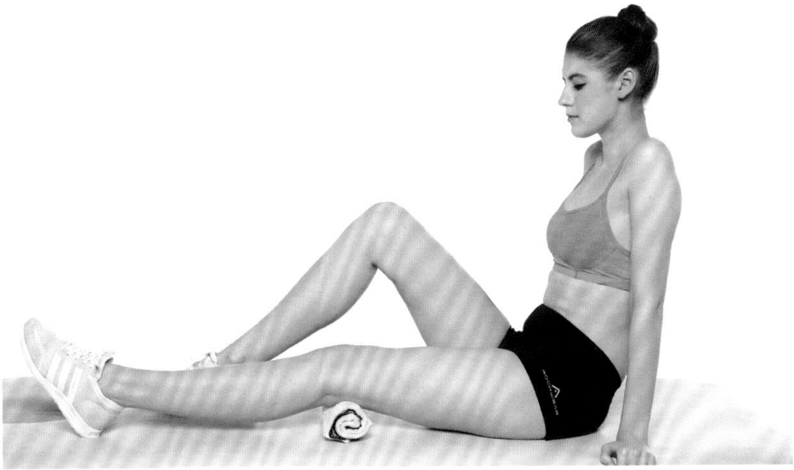

02. 동작 ① **동작 1:** 발을 발등 쪽으로 잡아당긴다.

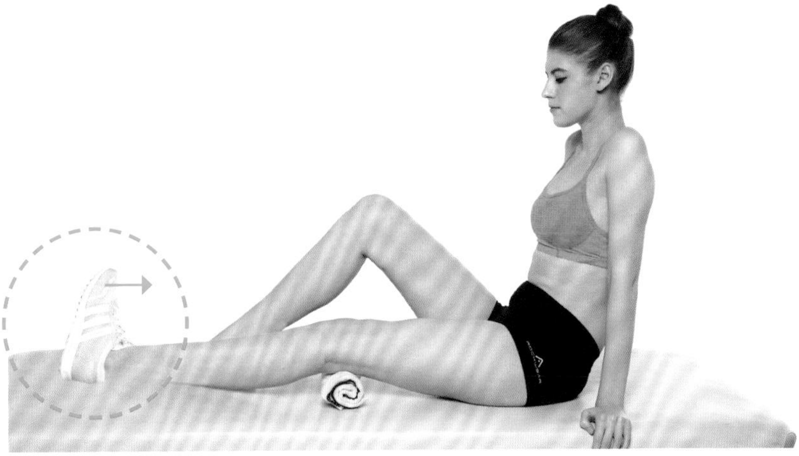

② **동작 2:** 동작 1을 하면서 발을 바닥에서 들어 올려 5초간 유지한 후 제자리로 내려놓는다. 이 동작을 양쪽 다리 교대로 20회씩 반복 시행한다.

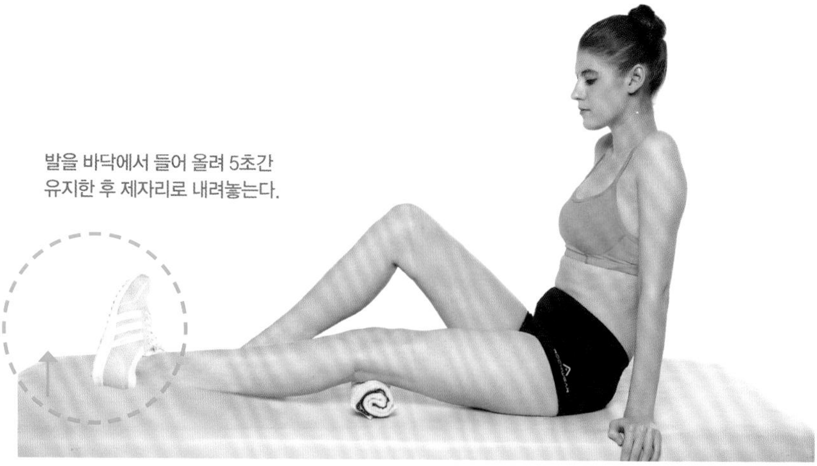

03. 효과 무릎관절의 신전 근육을 강화해주고 신전 움직임을 원활하게 해준다.

04. 주의사항 동작 시행 중 허벅지는 바닥에 닿은 채 무릎에서 발목까지만 움직여야 한다. 그러므로 발을 들어 올릴 때 골반까지 움직여 다리 전체가 따라 올라가지 않도록 주의한다.

05. Note 무릎 밑에 받친 수건의 높이가 낮을수록 운동 효과가 극대화되므로, 처음에는 높게 했다가 익숙해지면서 차츰 수건의 높이를 낮춘다.

무릎 굽히기 운동

01. 시작자세 두 다리를 뻗고 한쪽 발에 수건을 감아 잡은 채 바로 앉은 자세를 취한다.

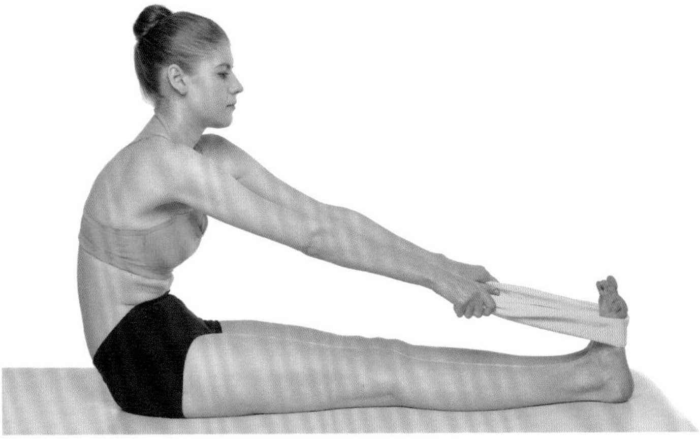

02. 동작 양손으로 수건을 잡아당기면서 무릎을 굽혔다가 수건을 풀어주면서 다시 제자리로 뻗는다. 이 동작을 양쪽 다리 교대로 20회씩 반복 시행한다.

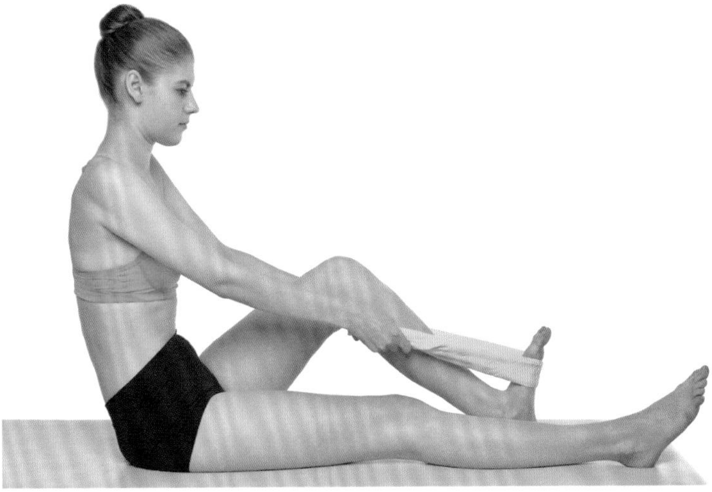

03. 효과 대퇴사두근을 스트레칭 시키고 무릎관절을 굽혔다 펴는 운동의 가동성을 증대시키는 데 도움이 된다. 또한 무릎 주변의 근육을 강화해 무릎관절의 유연성을 길러줄 수 있다.

04. 주의사항 수건을 당겨 무릎을 굽힐 때에는 무릎이 완전히 구부러질 때까지 당겨준다. 특히 일정 시간 꾸준히 진행해야 효과를 극대화하고 유지할 수 있다.

05. Note 이 운동은 무릎인공관절 수술 후 재활운동에서도 시행되며, 수술이나 심한 관절염으로 인해 무릎관절을 굽혔다 폈다 하는데 어려움이 있는 환자에게 좋은 운동이다. 이 운동을 꾸준하게 지속적으로 반복 시행하는 것이 좋다.

무릎 굴곡 스트레칭

01. 시작자세 두 다리를 굽히고 허리 밑에 베개나 말은 수건을 둔 채 바로 누운 자세를 취한다.

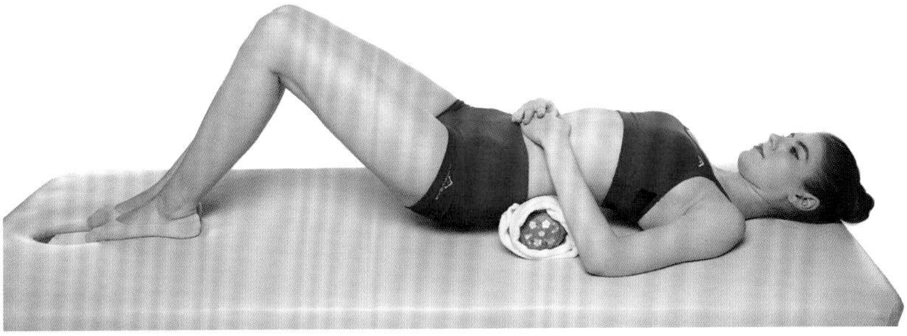

02. 동작 한쪽 다리의 무릎을 더 굽혀 양손으로 잡아 가슴 쪽으로 당긴다. 이 동작을 양쪽 다리 교대로 각각 1~3분씩 시행한다.

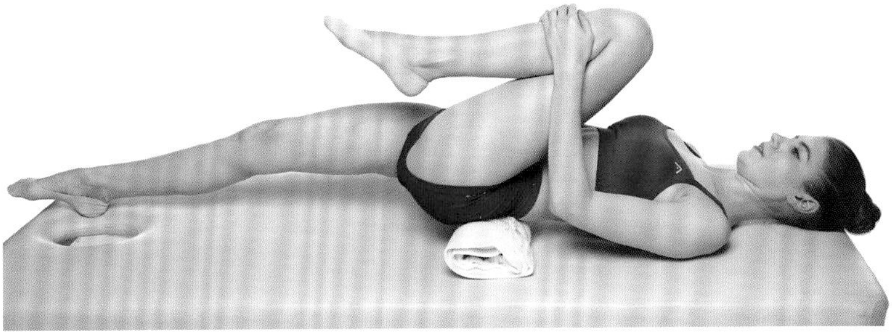

03. 효과 대퇴사두근을 스트레칭 시키고 무릎관절을 굽혔다 펴는 운동의 가동성을 증대시켜 무릎관절에 유연성을 길러줄 수 있다.

04. 주의사항 관절염 말기 환자는 증상이 심할 수 있어 무릎을 과도하게 굽히면 오히려 역효과가 나타날 수 있으므로 적당히 굽혀 당기는 것이 좋다.

05. Note 이 운동은 관절염으로 인해 제한적인 무릎관절의 굴곡 동작을 원활하게 해주므로 꾸준하게 지속적으로 반복 시행하는 것이 좋다. 무릎이 많이 굽혀지지 않을 경우에는 무릎 아래에 수건을 대고 당기는 것도 좋은 방법이다.

의자에 앉아 걷기 운동

01. 시작자세

의자 위에서 상체를 바로 세운 채 편안하게 앉은 자세를 취한다.

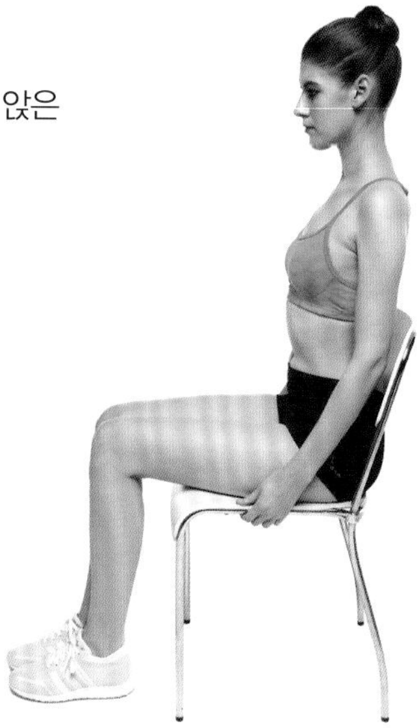

02. 동작

의자에 바로 앉아 한쪽 발은 가볍게 차듯이 뒤로 당겨 발가락이 바닥에 닿게 하고 동시에 다른 쪽 발은 위로 들어 올리면서 무릎을 펴준다. 이 동작을 연속적으로 양쪽 다리 교대로 20회씩 반복 시행한다.

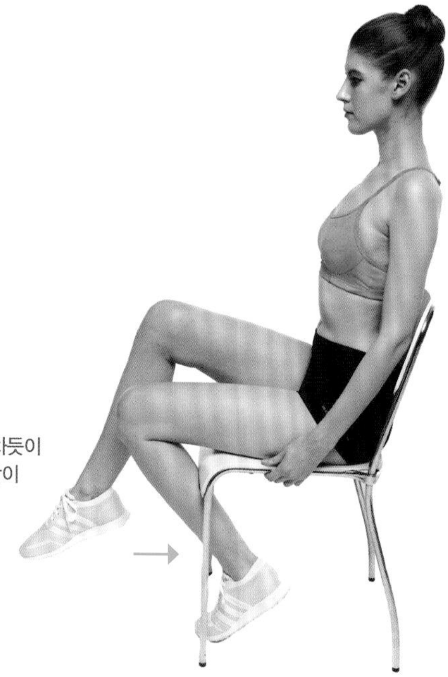

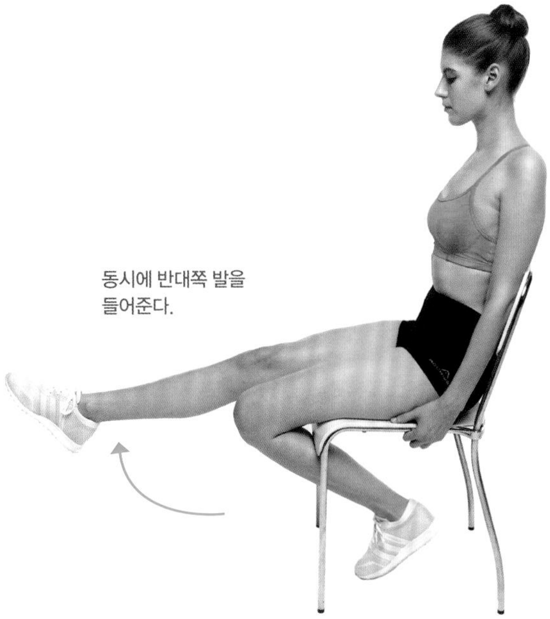

03. 효과 이 운동은 고관절과 허벅지 근육을 강화하고 무릎의 가동성을 높이기 위한 것으로 일상생활에서 걷기나 일어서는 동작에 도움을 준다.

04. 주의사항 다리를 들어 올릴 때 상체가 흔들리지 않도록 주의한다.

05. Note 동작이 힘들면 양손으로 의자를 잡고 팔에 힘을 주거나 허벅지를 잡고 가볍게 당겨 올려주어도 좋다.

다리 슬라이딩 운동

01. 시작자세 양 무릎을 굽히고 허리가 바닥에 닿게 한 채 바로 누운 자세를 취한다.

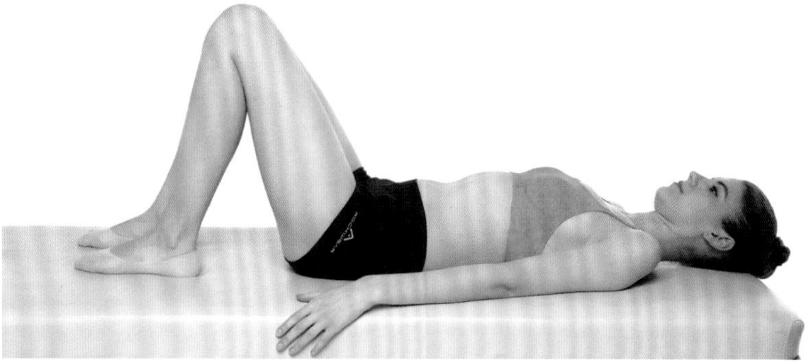

02. 동작 ① 한쪽 다리는 굽힌 상태로 바닥에 대고 지지하면서 다른 쪽 다리는 발뒤꿈치를 바닥에 댄 채 천천히 뻗었다가 제자리로 굽혀준다.

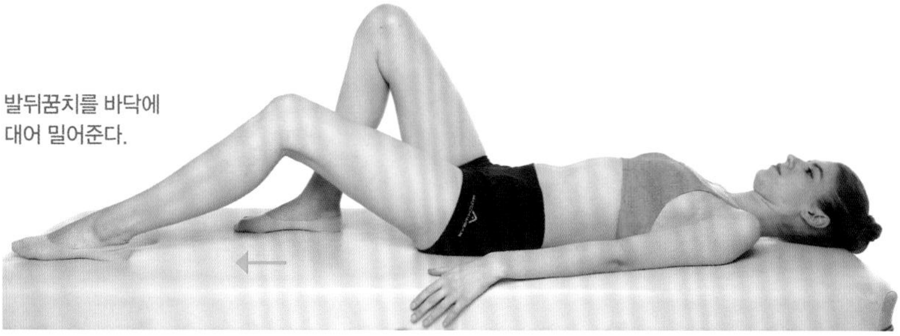

② 한쪽 다리는 여전히 굽힌 상태로 바닥에 대고 지지하면서 다른 쪽 다리는 발뒤꿈치를 바닥에서 5cm 들어 올린 채 폈다 굽힌다.

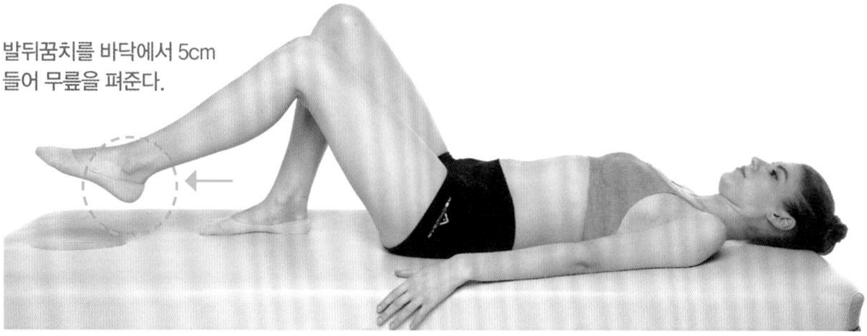

③ 한쪽 다리는 바닥에서 5cm 들어 올린 상태(2번 동작 상태)에서 다른 쪽 다리는 발뒤꿈치를 바닥에 댄 채 천천히 뻗었다가 제자리로 굽혀준다(1번 동작).

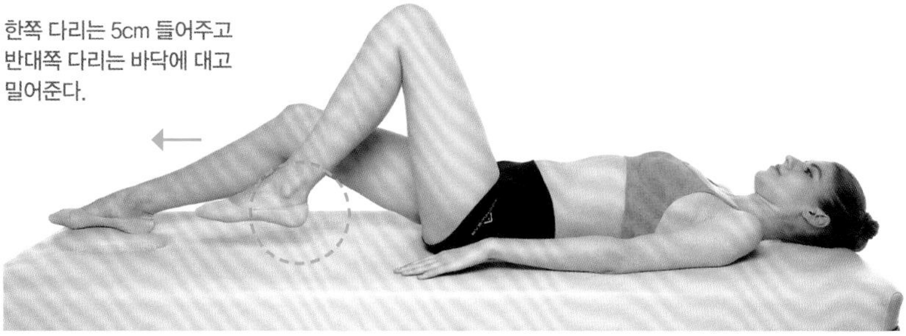

④ 한쪽 다리는 여전히 바닥에서 5cm 들고 유지하면서(2번 동작 상태) 다른 쪽 다리 역시 바닥에서 5cm 들어 올린 채 폈다 굽힌다.

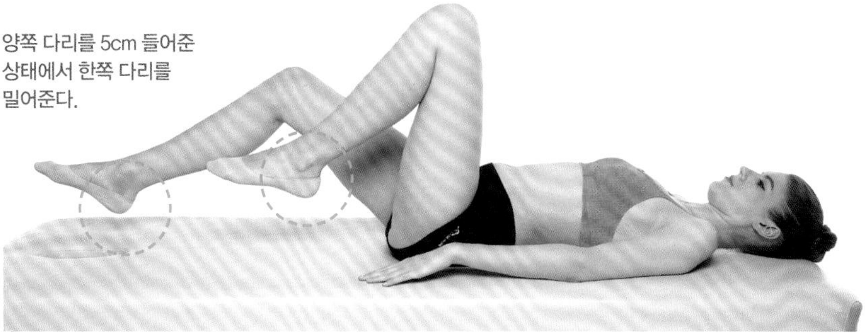

이상의 동작을 양쪽 다리 교대로 10회씩 반복 시행한다.

03. 효과 다리 근력을 강화하는 것은 물론 무릎과 고관절의 가동성을 증대시켜 주는 효과가 있다.

04. 주의사항 골반과 상체를 바닥에 단단히 붙이고 다리를 움직일 때 상체와 골반이 심하게 움직이지 않도록 한다.

05. Note 복근과 코어근육 강화에도 도움이 된다.

제3장

다리를 건강하게: 근 에너지 이완요법

Muscle Energy Technique

1. 근 에너지 이완요법이란?

우리가 근육을 일반적으로 스트레칭 시키면 근육 안에 분포되어 있는 '방추체(muscle spindle)'와 '골지건(Golgi tendon)'이라는 신경조직의 작용에 의해 근육에서 스트레칭과는 반대로 작용하는 힘이 발생하게 된다.

이는 우리 몸에서 근육이 과도하게 스트레칭 되는 것을 방지하여 부상을 예방하는 신경 작용 중의 하나이다. 하지만 예를 들어 경직된 근육을 스트레칭 시켜야 하는 경우에는 이 기능이 장애 요인이 된다.

따라서 스트레칭의 효과를 높이려면 이러한 근육의 반사작용을 제거해야 하는데, 이를 해결해주는 기법이 바로 근 에너지 이완요법(muscle energy technique)이다. 이 치료법은 치료 과정에서 근육을 일시적으로 능동적으로 수축시켰다가 이완시킨 상태에서 스트레칭을 적용해 이 같은 근육의 반사작용이 일어나지 않도록 신경학적인 차원에서 고안된 연부조직 이완 테크닉이다.

이와 같은 근 에너지 이완요법은 오래 전부터 미국과 유럽에서 정골요법 의사(osteopathy doctor)들에 의해 연구되고 근육 치료에 적극 활용되어온 요법이다. 지금은 이 치료법이 전 세계에 널리 알려져 연부조직 치료에 보편적으로 활용되고 있다.

2. 근 에너지 이완요법의 실시 방법

근 에너지 이완요법의 실시 방법에는 3개 단계가 있다.

우선 관절을 시술자가 수동적으로 움직이면서 그 관절의 움직임이 멈추는 '일차 장벽'을 찾아낸다. 시술자는 그 상태를 유지하고 있으면서 환자에게 숨을 들이쉰 후 멈춘 상태에서 정상 힘의 20~30%의 힘을 활용하여 시술자의 힘에 저항하라고 지시한다(직선 빨간색 화살표).

이 등척성 저항의 상태를 5초 정도 유지한 후 환자에게 숨을 내쉬면서 힘을 빼고 이완시키라고 지시한다. 이 순간에 시술자는 새로운 장벽이 나타날 때까지 관절을 좀 더 움직여 근육을 스트레칭 시킨다(곡선 파란색 화살표). 이 위치를 '이차 장벽'이라고 한다.

이 과정을 2~3회 반복 시행한다.

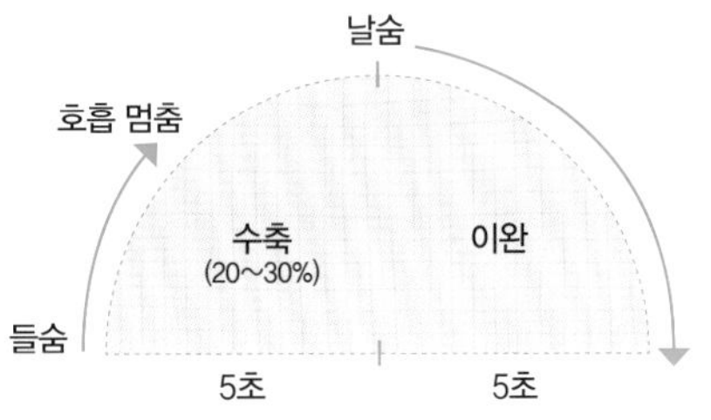

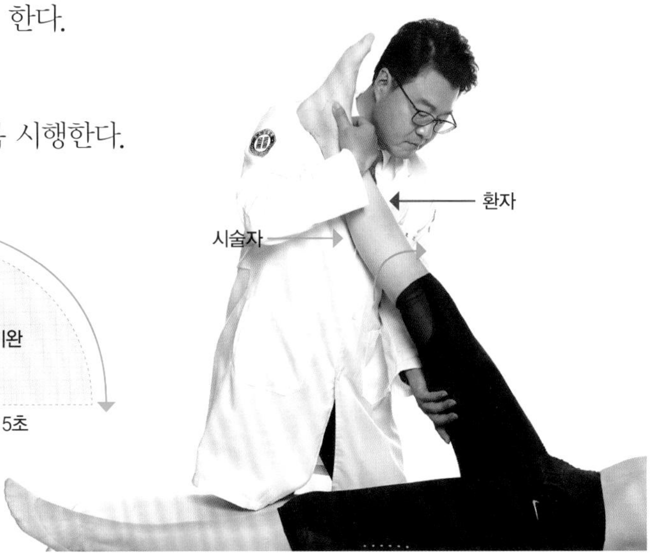

무릎 굴근(슬괵근, 햄스트링)

환자의 자세: 환자는 바닥이나 테이블 위에 바로 눕는다.

시술자의 자세: 시술자는 환자의 무릎과 발목 사이 뒤쪽 부분인 하퇴 외측에서 환자를 바라보고 선다.

치료 ▶ 환자의 무릎을 곧게 펴 신전시킨 상태에서 다리를 시술자의 어깨 위에 올려놓고 고관절을 일차 저항장벽이 나타날 때까지 굽히는 굴곡을 시킨 후 근 에너지 이완요법으로 치료한다.

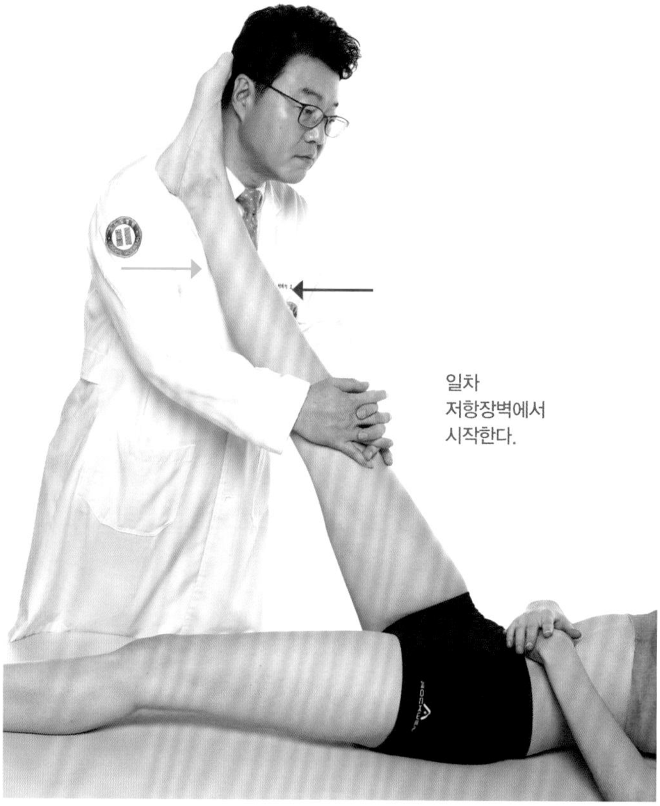

일차
저항장벽에서
시작한다.

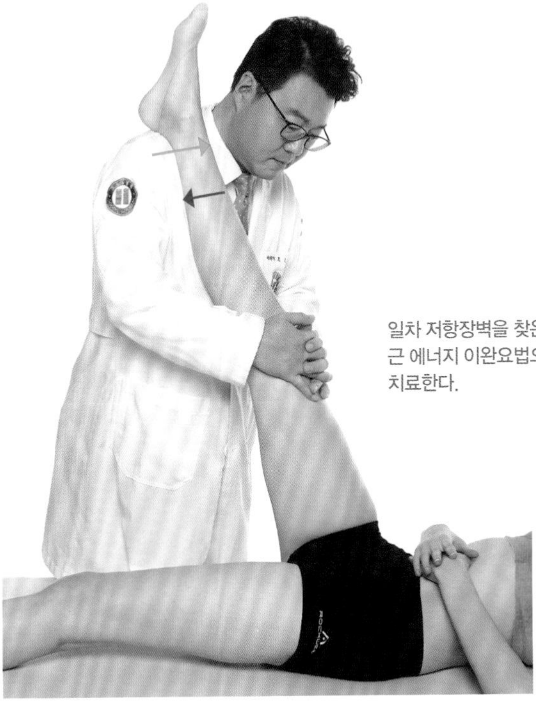

일차 저항장벽을 찾은 후
근 에너지 이완요법으로
치료한다.

이때 무릎의 굴곡을 방지하기 위하여 무릎 전면을 양손으로 지지한다. 반막양근과 반건양근을 치료할 때 시술자는 환자의 고관절을 약간 내회전시킨 상태에서, 대퇴이두근을 치료할 때에는 약간 외회전시킨 상태에서 굴곡시킨다.

슬괵근 Self-stretching

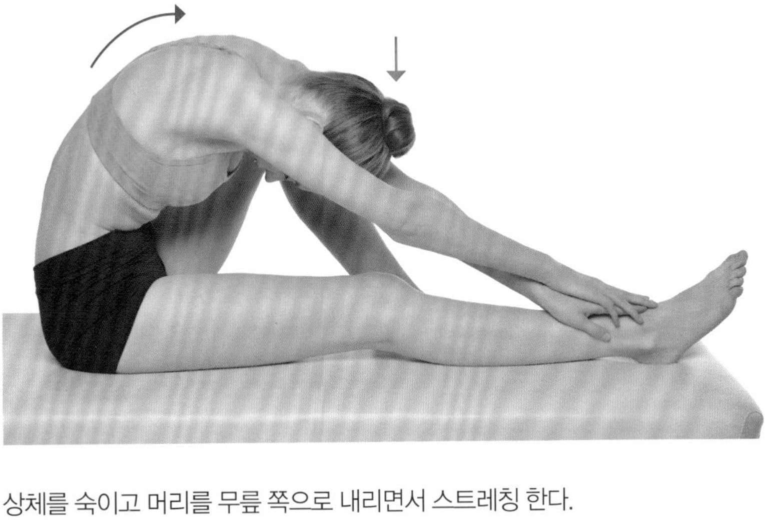

상체를 숙이고 머리를 무릎 쪽으로 내리면서 스트레칭 한다.

무릎 신근(대퇴사두근)

환자의 자세: 환자는 바닥에 엎드린다.

시술자의 자세: 시술자는 환자 옆에 선다.

치료 시술자는 한 손으로 골반을 고정하고 다른 손으로는 발목을 잡아 천천히 무릎관절을 굴곡시키고 일차 저항장벽을 찾은 후 근 에너지 이완요법으로 치료한다.

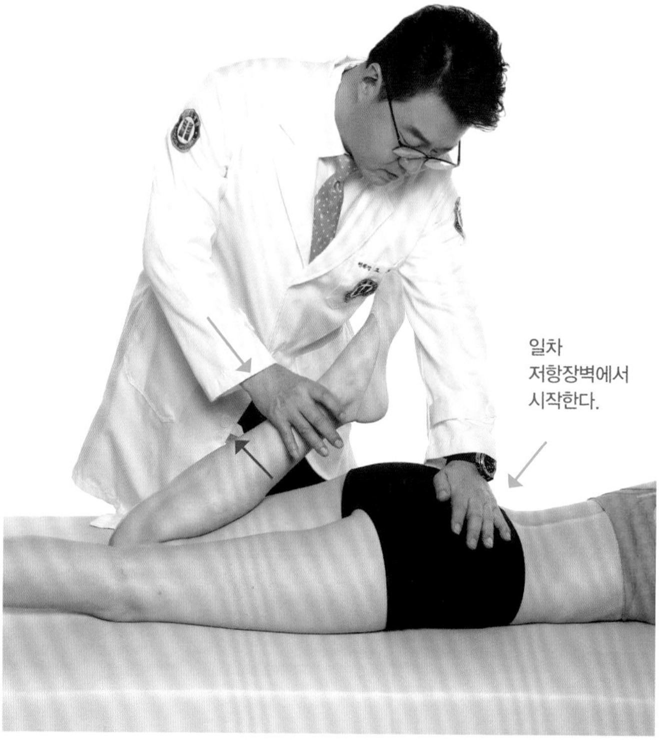

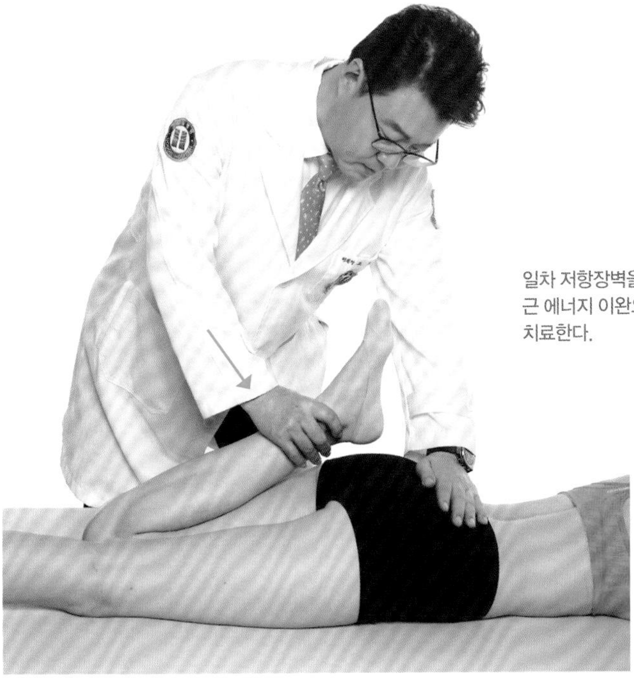

일차 저항장벽을 찾은 후
근 에너지 이완요법으로
치료한다.

대퇴사두근 Self-stretching

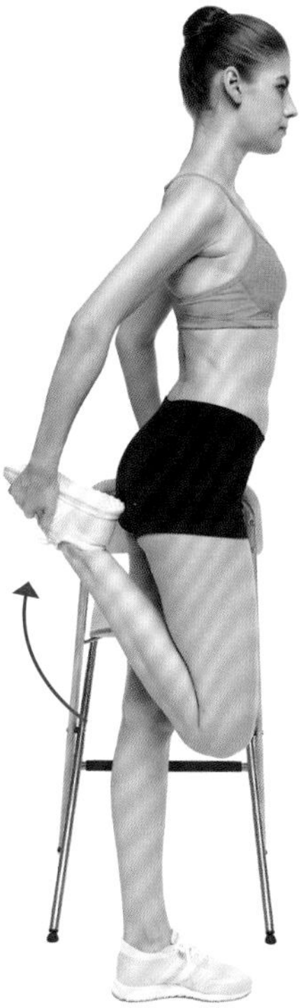

안정감과 부상 방지를 위해
지지대를 잡고 스트레칭 한다.

다리 내전근

환자의 자세: 환자는 치료하고자 하는 (환측) 다리가 위로 오게 눕는다.

시술자의 자세: 시술자는 환측 다리 옆에 서서 한 손으로 골반을 고정하고 다른 손으로 무릎을 잡는다.

치료 ▶ 아래 다리는 편하게 굽힌 상태를 유지하게 하고 위 다리의 무릎을 굴곡시켜 일차 저항장벽까지 외전시킨 상태에서 근 에너지 이완요법으로 치료한다.

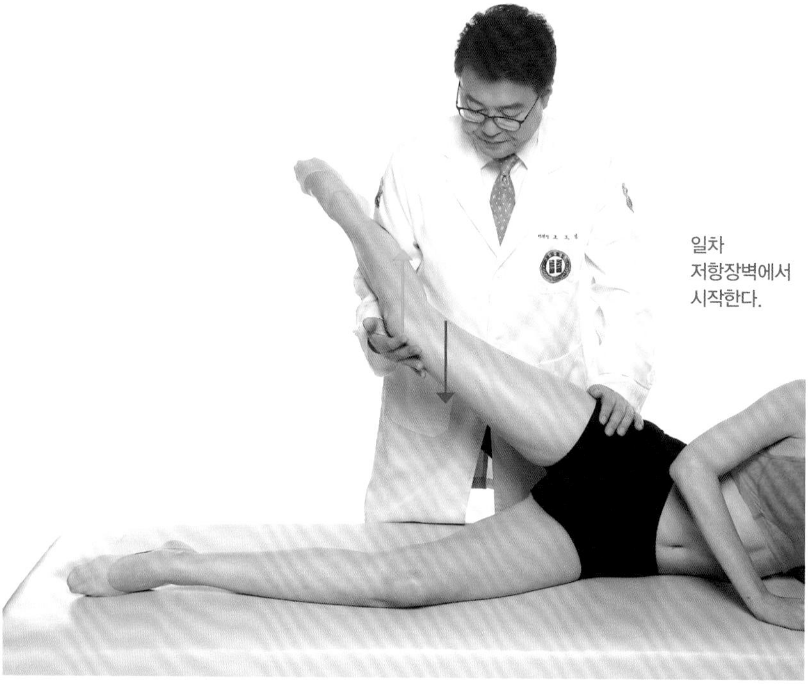

일차
저항장벽에서
시작한다.

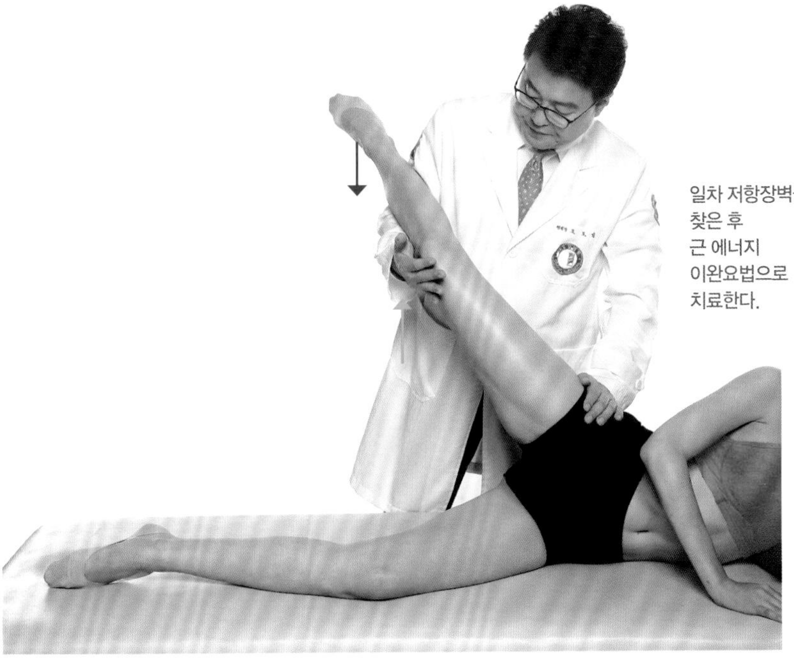

일차 저항장벽을
찾은 후
근 에너지
이완요법으로
치료한다.

다리 내전근 Self-stretching

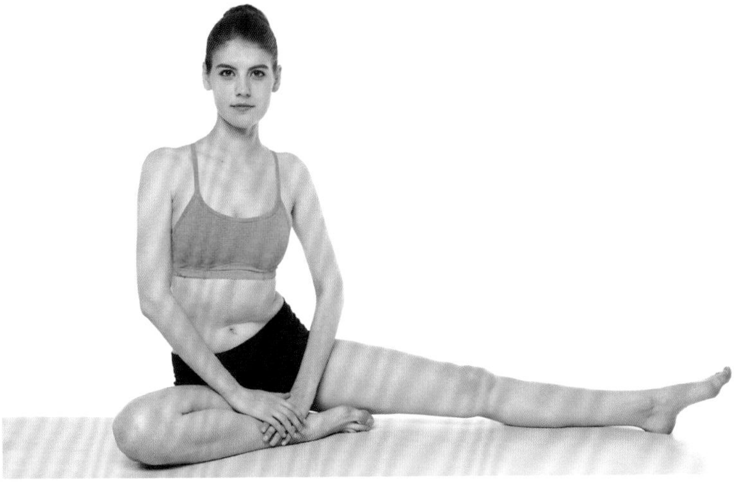

이 자세에서 상체를 앞으로 숙이면 내전근에 좀 더 스트레칭을 가할 수 있다.

다리 외전근(대퇴근막장근)

환자의 자세: 환자는 환측 다리를 위로 해서 옆으로 눕는다.

시술자의 자세: 시술자는 환자 뒤에 서서 한 손으로 골반을 고정하고 다른 손으로 하퇴 외측부를 잡는다.

치료 일차 저항장벽까지 다리를 신전 및 내전시킨 상태에서 근 에너지 이완요법으로 치료한다.

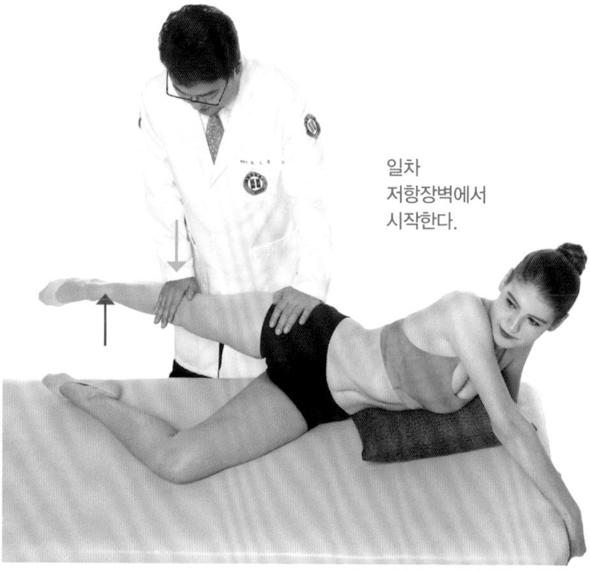

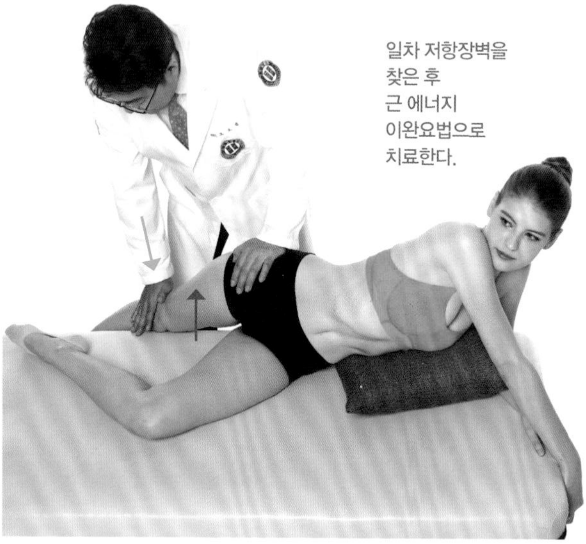

다리 외회전근(이상근)

환자의 자세: 환자는 바로 누운 자세에서 환측 고관절과 무릎을 굴곡시킨 후 환측 발을 반대편 다리의 무릎 외측에 둔다.

시술자의 자세: 시술자는 환측에 서서 한 손으로 골반을 고정하고 다른 손으로 무릎 외측을 잡는다.

치료 시술자는 무릎 외측에 힘을 가하여 대퇴를 내회전시키고 일차 저항장벽을 찾은 후 근 에너지 이완요법으로 치료한다.

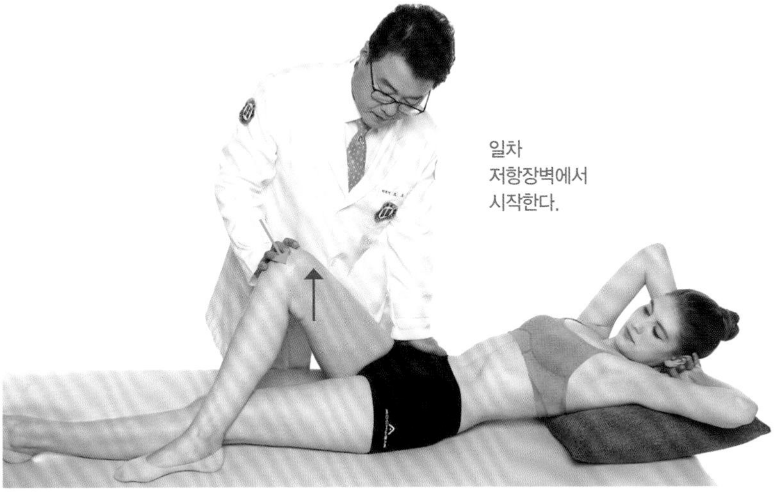

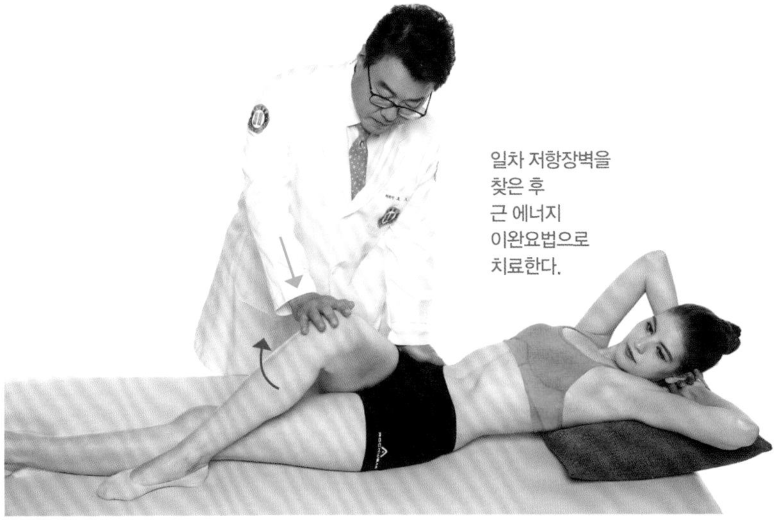

이상근 Self-stretching

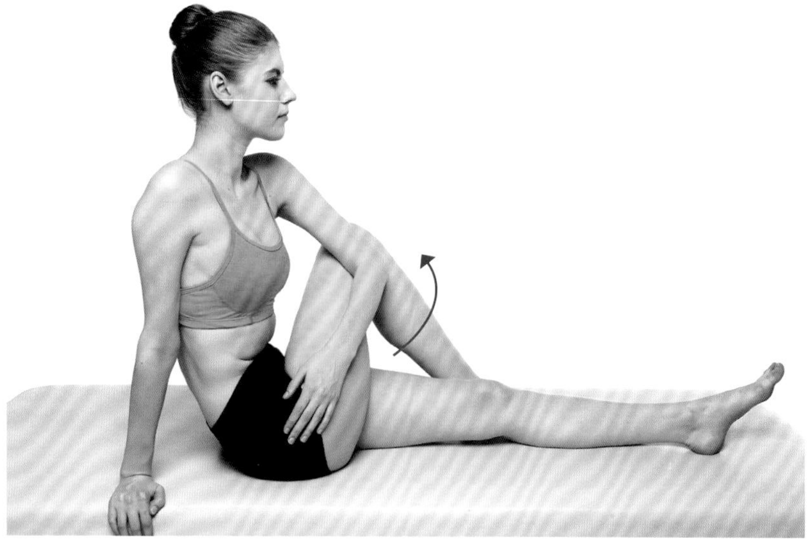

팔의 힘을 이용하여 스트레칭 시키고자 하는 다리를 내측으로 밀어준다.

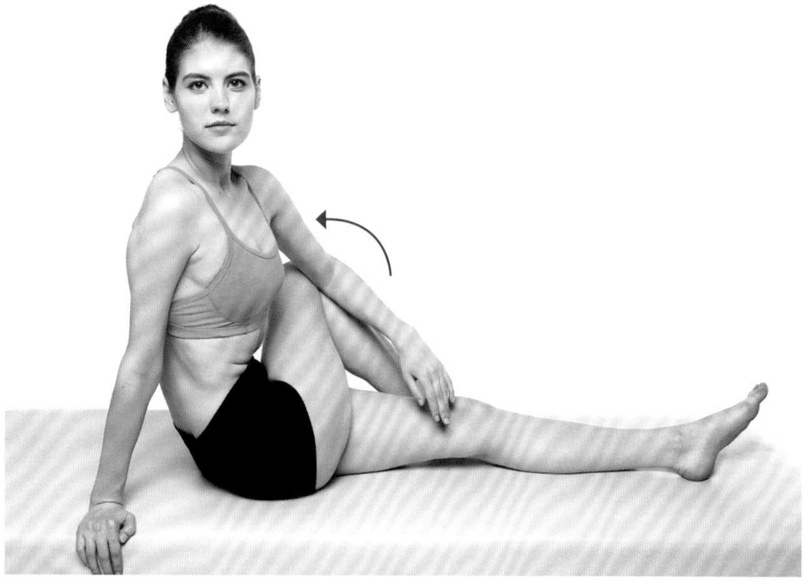

이상근을 최대한으로 스트레칭 시킨 자세

제4장

다리 통증 완화 테이핑 요법

1. 탄력 테이핑 요법이란?

탄력 테이핑 요법(키네시오 테이핑)은 기능성 테이프를 관절 주변에 또는 근육 및 인대의 모양에 따라 붙여 약화된 근육과 인대의 기능을 강화해서 통증을 완화하는 것은 물론 운동범위를 늘려주는 보조 치료법이다. 즉 관절이 움직일 때 동작을 주도하고 가장 큰 힘을 쓰는 근육의 긴장도를 억제하거나 촉진시켜 근육의 작용을 정상적으로 만들어주는 것이다.

권투선수가 손목에 압박붕대를 감고 샌드백을 치는 것이나 우리가 펀치 기계를 칠 때 펀치를 날리는 손의 손목을 다른 손으로 감싸는 것이 테이핑 요법의 원리라고 생각하면 된다. 두 경우 다 손목을 보조하기 위함이고 테이핑 요법도 약한 곳을 보조해주는 것이다.

우리 몸의 근육은 피로가 쌓이거나 경직되면 혈관 분포가 적어지고 근육이 약화된다. 근육을 쓰지 않고 놔두어도 근육은 약화되기 마련이다. 약해진 근육은 관절을 보호해야 하는 본연의 의무를 다하지 못해 관절을 불안정하게 만들거나 관절을 잡아주던 인대마저 약하게 만들어 작은 충격에도 파열되는 악순환이 반복된다.

탄력 테이핑 요법(키네시오 테이핑)의 효과는 크게 4가지라고 할 수 있다. 첫째는 관절을 운동해도 되는 범위까지만 운동할 수 있도록 잡아주는 것이다. 둘째는 관절 및 골격의 구조를 정상적인 상태로 유지시켜 주는 것이다. 셋째는 근육을 부분적 또는 전체적으로 압박하는 것이다. 넷째는 인대나 건(힘줄)을 보호하고 잡아줘 더욱 큰 힘을 낼 수 있도록 해주는 것이다.

탄력 테이핑은 통증 부위의 근육을 최대한 늘여서 해야 한다. 예를 들어 무릎관절이라면 무릎을 완전히 굽혀서 테이핑 한다. 그래서 테이핑을 하고 난 후 테이프는 편편하게 펴진 상태가 아니라 주글주글 주름이 생겨야 한다. 그 이유는 근육이 한계 이상 수축하는 것을 막아주고, 피부와 근육 사이에 공간을 만들어 근막 내의 혈액량을 증가시키며, 림프액의 흐름을 촉진시켜 자생 기능을 향상시킴으로써 통증이 완화되도록 하기 위함이다. 단, 테이프는 늘이지 않고 붙이는 것이 원칙이다.

한번 붙인 테이프는 2~3일 후 떼어낸다. 테이프의 접착력이 강하여 그냥 떼면 피부가 상할 수 있으므로 비누칠을 하여 살살 떼어내도록 주의한다.

2. 테이프의 형태

테이프는 어떤 근육에 붙이냐에 따라 크기(폭)와 모양(형태)이 달라진다. 테이프의 폭은 2.5cm, 5cm, 7.5cm가 있지만 대부분의 경우에 5cm 테이프를 사용한다. 예를 들어 좁은 폭의 테이프(2.5cm)를 써야 할 경우에 5cm 테이프를 반으로 갈라 사용하고, 보다 넓은 폭의 테이프를 써야 할 경우에 5cm 테이프를 나란히 두 개 붙인다.

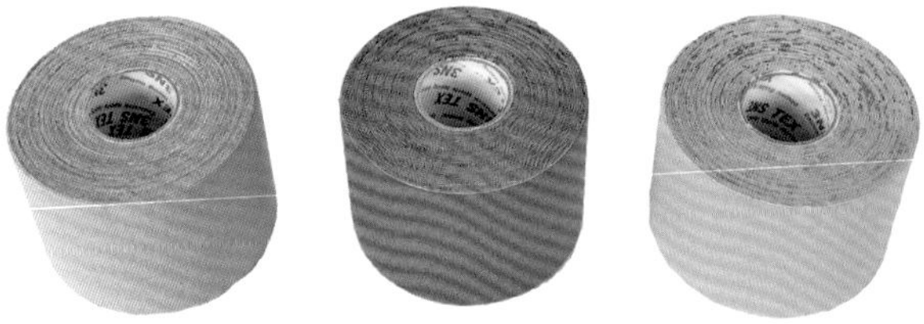

I자형 테이프 형태(고정용)

Y자형 테이프 형태(근육용)

테이프의 한쪽 끝을 반으로 자른 형태. Y자의 아랫부분을 먼저 고정시킨 후 근육의 모양에 따라 두 갈래를 벌려 붙인다.

X자형 테이프 형태

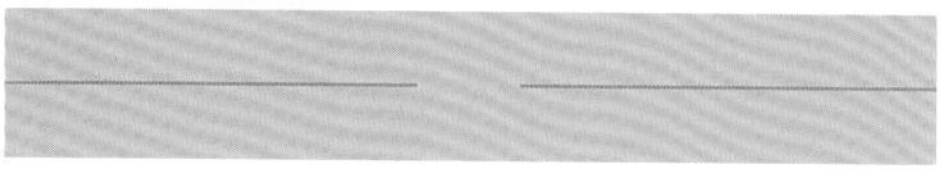

테이프의 양끝을 반으로 자른 형태. 테이프의 가운데를 찢으면 테이프는 신축성이 있으므로 테이프 뒤의 종이만 찢어진다. 중앙을 찢어 가운데부터 먼저 붙인 후 양쪽 갈래를 붙인다.

수상형 테이프 형태(혈액순환용)

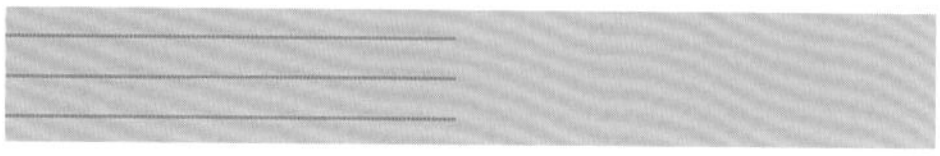

테이프의 한쪽 끝을 네 가닥으로 자른 형태. 자르지 않은 부분을 먼저 붙인 후 네 갈래를 벌려 붙인다.

쐐기형 테이프

I자형 테이프를 반으로 접어 쐐기 모양으로 잘라내고 펴면 오른쪽과 같이 구멍이 뚫린다.

3. 통증별 테이핑 요법

대퇴사두근: 계단을 오를 때 허벅지 앞쪽과 무릎이 아플 경우

대퇴사두근과 슬괵근(햄스트링)은 무릎의 안정성에 가장 중요한 역할을 하는 근육이다. 대퇴사두근은 허벅지 앞쪽에서, 슬괵근은 허벅지 뒤쪽에서 무릎관절이 안정적으로 움직일 수 있도록 잡아주기 때문에, 이들 근육에 대한 테이핑 요법은 무릎 통증의 완화에도 도움이 되고 아울러 두 근육을 강하게 만드는 효과도 있다.

테이프 형태

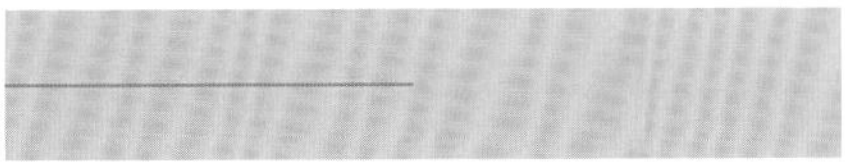

폭 5cm, 길이 35cm, Y자형 테이프 1개
폭 5cm, 길이 20cm, Y자형 테이프 1개

붙이는 방법

환자는 천장을 보고 바로 눕는다.
Y자의 아랫부분을 허벅지 위에 고정시킨다.
무릎 부위의 근육이 늘어나도록 무릎을 굽힌다.
Y자 부분이 슬개골(무릎)을 감싸도록 붙이되, 양끝이 서로 겹쳐지게 붙인다.
무릎 아래에서 시작하여 무릎을 감싸주는 보강 테이프를 붙여주면 더욱 효과를 높일 수 있다.

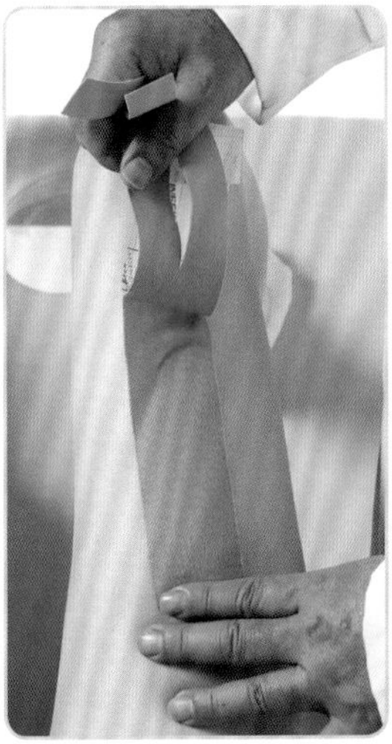
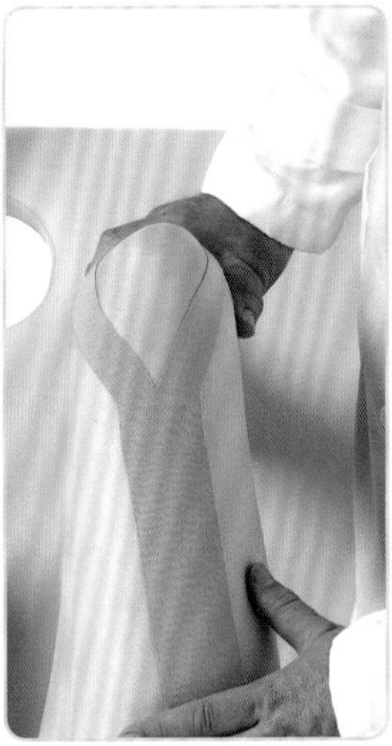

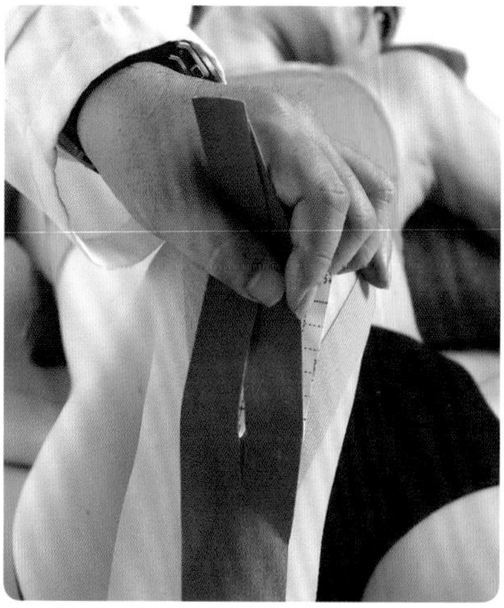

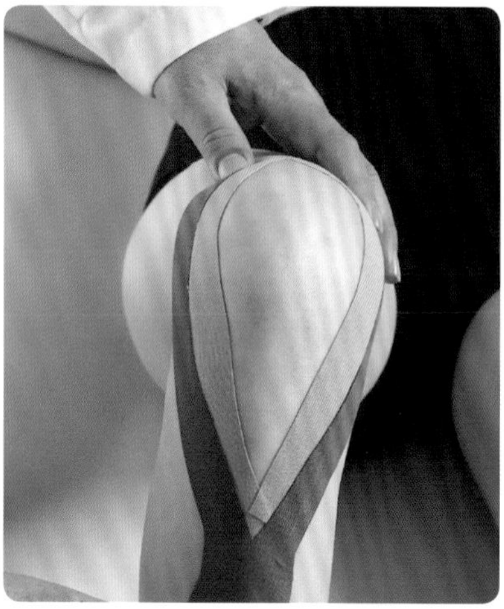

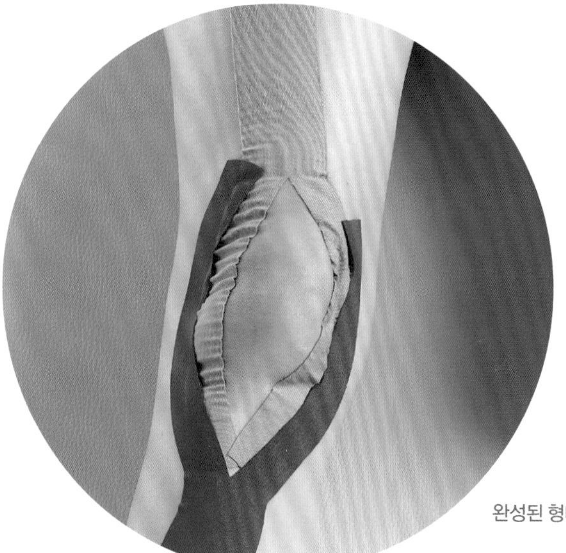

완성된 형태

슬괵근: 허벅지 뒤쪽에 통증이 심할 경우

테이프 형태

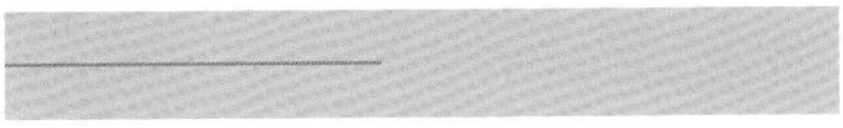

폭 5cm, 길이 40cm, Y자형 테이프 1개

붙이는 방법

환자를 똑바로 엎드려 눕게 한 후 Y자의 아랫부분을 허벅지가 시작되는 부위의 중앙에 고정시킨다.

오금 부위 조금 위에서 Y자 부분을 양쪽으로 갈라서 붙인다.

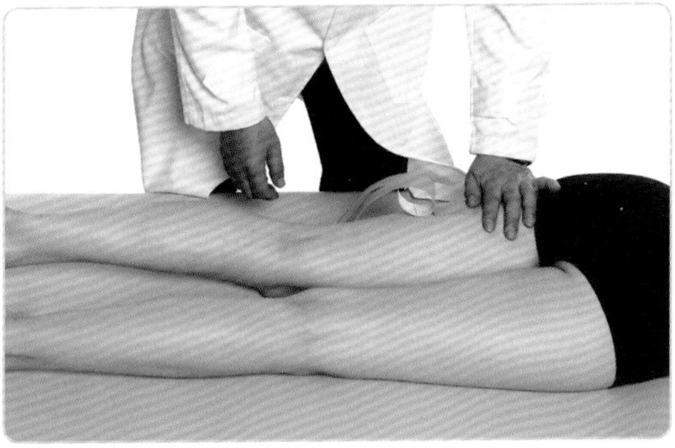

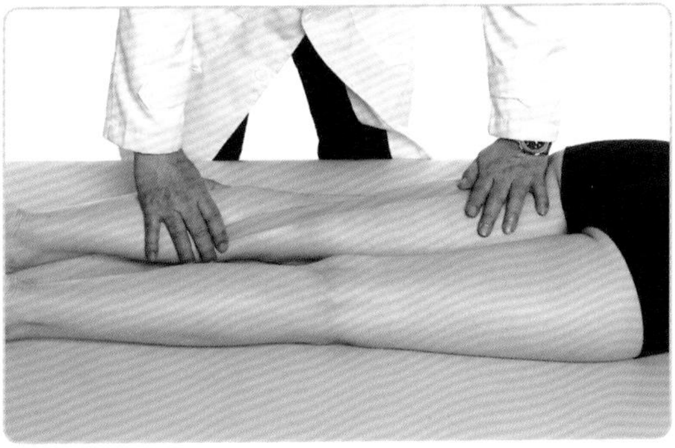

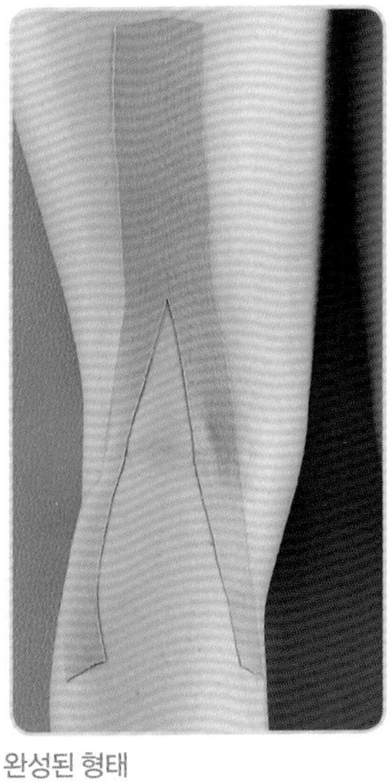

완성된 형태

대퇴근막장근: 퇴행성 고관절염이 있는 경우

테이프 형태

폭 5cm 길이 30cm I자형 테이프 1개
폭 5cm 길이 20cm I자형 테이프 2개

붙이는 방법

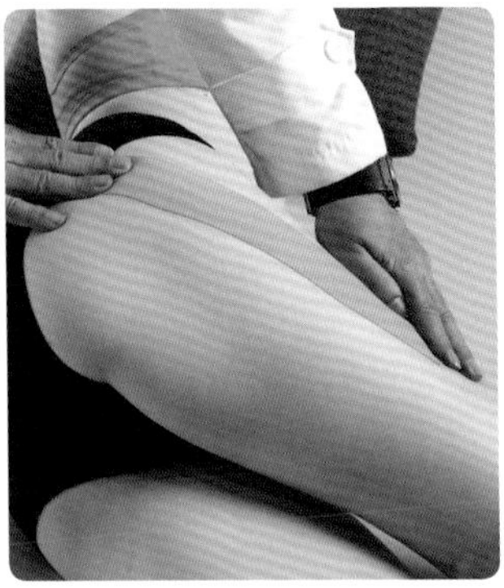

환자를 옆으로 눕힌 상태에서 45도 정도 고관절을 구부린다.
대퇴골 대전자에 테이프를 고정시키고 대퇴근막장근(허벅지의 측면에 길게 놓여 있는 근육)을 따라서 테이프를 붙인다.

보강 테이프

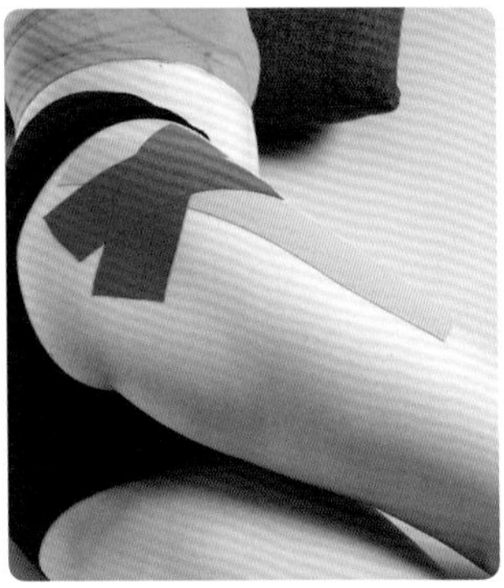

통증이 있는 다리의 대퇴골 대전자를 중심으로 I 자형 테이프 2개를 X자 모양으로 붙인다.

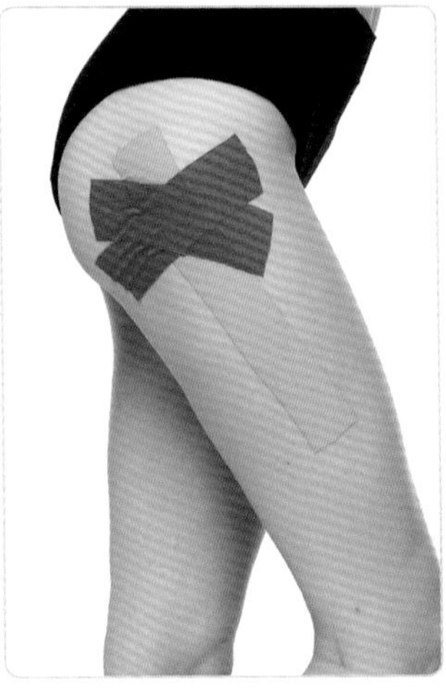

완성된 형태

제5장

휜 다리 교정 운동

휜 다리는 대개 외형상의 문제를 가장 먼저 생각하지만 실제는 몸 전체의 건강을 위협할 수 있기 때문에 반드시 교정해야 한다. 휜 다리를 교정하지 않고 방치하면 가장 먼저 허리나 골반의 통증이 올 수 있다.

이러한 상태가 지속되면 골반이 틀어져 골반변형이나 척추측만과 같은 더 큰 신체 변형을 일으켜 체형의 변화를 가져온다. 뿐만 아니라 근골격계 질환, 생리통, 불임, 위염, 폐질환, 심장병 등으로 몸 전체의 건강을 위협하기도 한다. 그러므로 휜 다리는 방치하지 말고 조기에 교정하는 것이 바람직하다.

1. 외반슬(X형 다리) 교정 운동

외측 런지(Lunge) 운동

01. 시작자세 다리를 약간 벌린 채 바로 선 자세를 취한다.

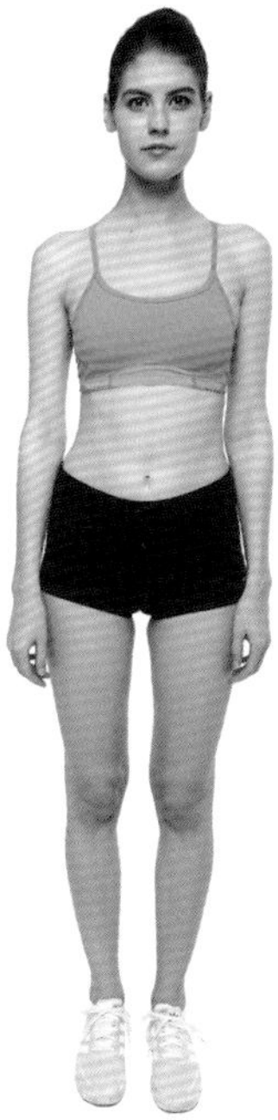

02. 동작 다리를 어깨너비보다 약간 더 벌린 다음 한쪽 다리를 옆으로 좀 더 벌리면서 쪼그려 앉는 자세를 취한 후 다시 제자리로 다리를 가져온다. 이 동작을 연속적으로 양쪽 다리 교대로 20회씩 반복 시행한다.

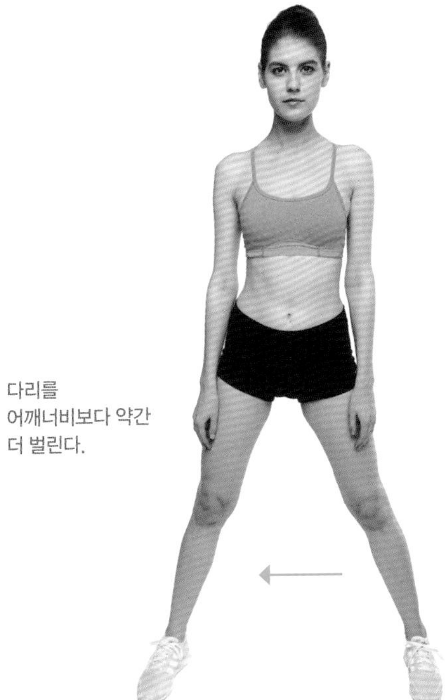

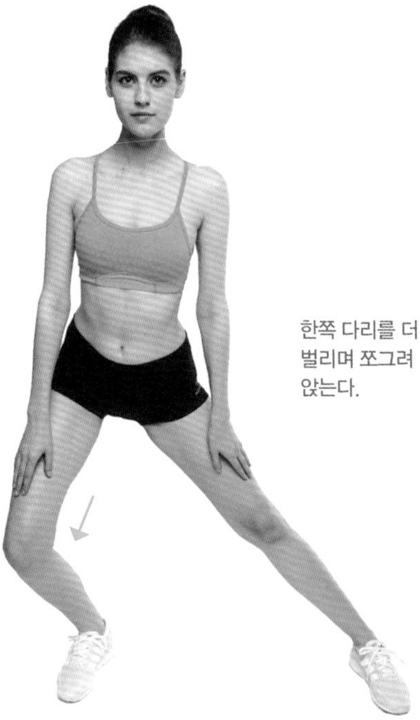

03. 효과 다리 근력을 강화하는 것과 함께 X형 다리를 교정하는 효과가 있다.

04. 주의사항 동작을 취할 때 무릎이 앞으로는 발가락을 벗어나지 않고 옆으로는 발목을 벗어나지 않도록 주의한다.

05. Note 코어근육의 강화에도 도움이 된다.

앉아서 다리 벌리기

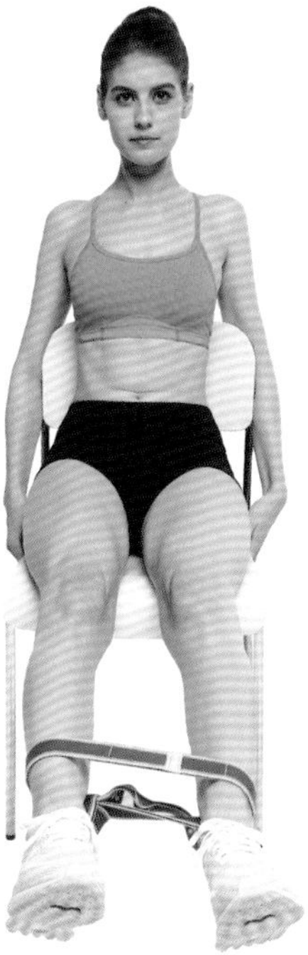

01. 시작자세

의자에 앉아 발목 주위에 탄력 고무 밴드를 둘러놓고 다리를 바닥과 평행하게 들어 올려놓은 상태에서 시작한다.

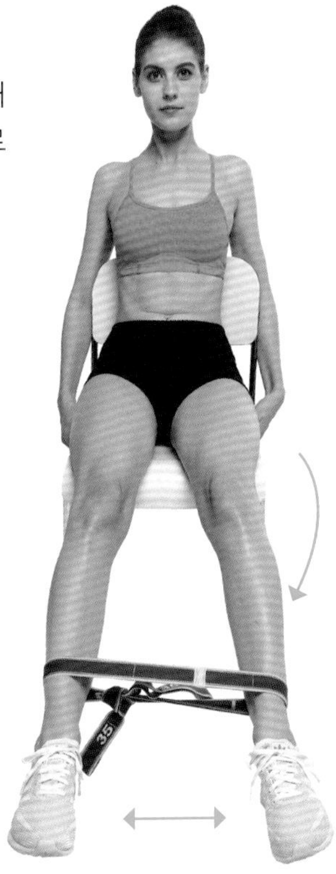

02. 동작

두 다리를 바닥으로 내려놓으면서 무릎을 최대한 벌려 5초간 유지한 후 다리를 다시 제자리로 들어 올린다. 이 동작을 20회 반복 시행한다.

다리를 바닥에 내려놓으면서 벌린다.

03. 효과 다리의 외측 근력을 강화하고 고관절의 가동성을 증대시키는 것과 함께 X형 다리를 교정하는 효과가 있다.

04. 주의사항 다리를 벌릴 때 고관절에서 외회전이 일어나지 않도록 주의한다.

05. Note 다리를 움직일 때 상체가 흔들리지 않도록 양손으로 의자의 양 모서리를 견고하게 잡는다.

쪼그려 앉으면서 다리 벌리기

01. 시작자세

양발을 어깨너비만큼 벌려 서고 탄력 고무 밴드를 무릎 바로 위 허벅지 부위에 둘러놓은 상태에서 시작한다.

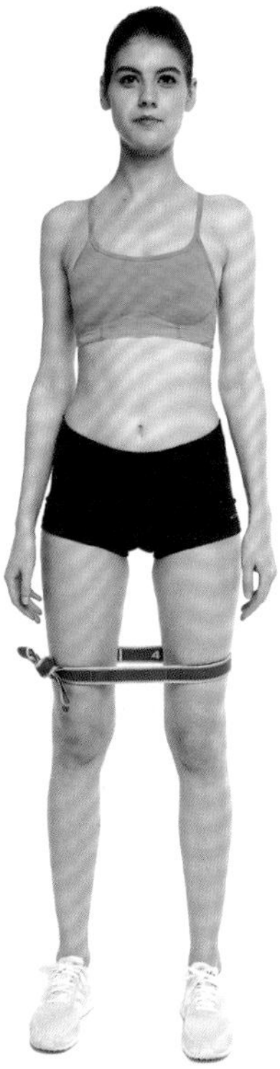

탄력 고무 밴드가 흘러내리지 않도록 주의한다.

02. 동작

허벅지가 바닥과 평행이 될 때까지 쪼그려 앉는 동작을 취하면서 양 무릎을 밖으로 벌려 고무 밴드의 탄성에 저항한다. 이 동작을 20회 반복 시행한다.

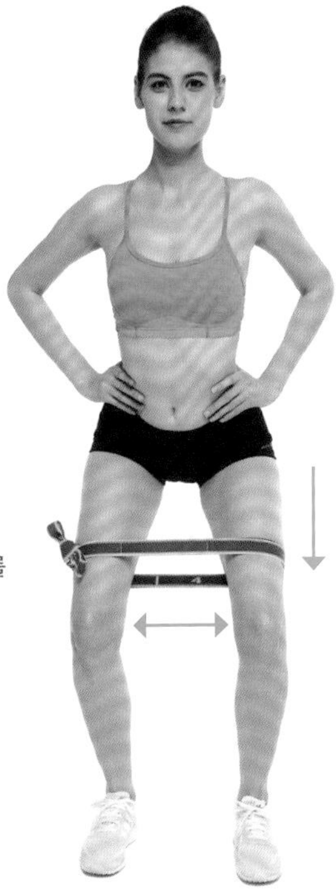

쪼그려 앉으면서 다리를 벌려 고무 밴드의 탄성에 저항한다.

03. 효과 무릎과 고관절의 근력을 강화하고 관절의 가동성을 증대시키는 것과 함께 X형 다리를 교정하는 효과가 있다.

04. 주의사항 굽혀진 무릎이 발가락 끝을 벗어나지 않도록 주의하고 상체를 바로 세우도록 한다.

05. Note 코어근육의 강화에도 도움이 된다.

다리 들어올리기 운동: 밴드 이용

01. 시작자세

양 발목에 탄력 고무 밴드를 감아서 묶어놓은 채 선 자세를 취한다. 혹은 고무 밴드의 한쪽 끝을 의자나 테이블의 다리에 묶어놓을 수도 있다.

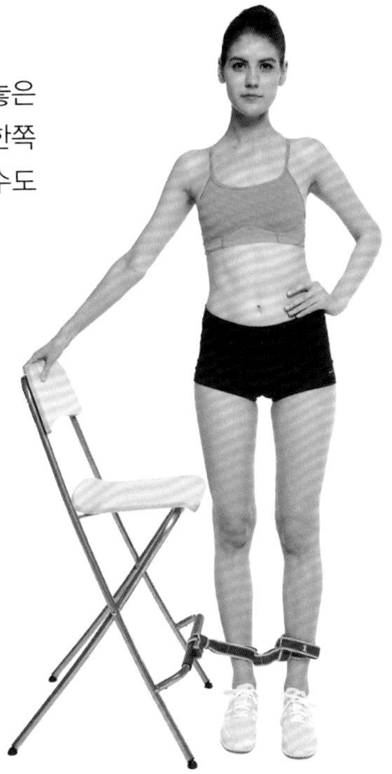

02. 동작

한쪽 다리를 서서히 최대한 밖으로 들어 올렸다가 제자리로 내려놓는다. 옆으로 누워 동작을 시행하는 것도 가능하다. 이 동작을 양쪽 다리 교대로 20회씩 반복 시행하되, 매 10회마다 다리를 교대한다.

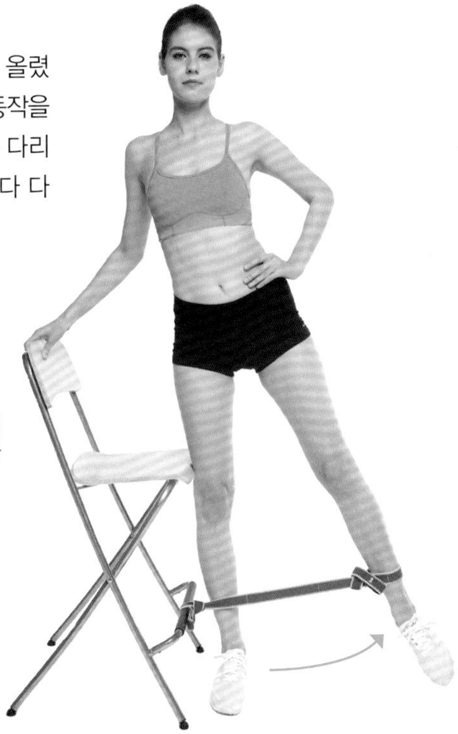

03. 효과 다리의 외측 근력을 강화하고 고관절의 가동성을 증대시키는 것과 함께 X형 다리를 교정하는 효과가 있다.

04. 주의사항 다리를 벌릴 때 고관절에서 외회전이 일어나지 않도록 주의한다.

05. Note 다리를 움직일 때 상체가 흔들리지 않도록 한 손으로 의자의 등받이를 견고하게 잡는다.

수영

X형 다리를 교정하기 위한 운동으로서 수영은 하지를 내회전시켜 주는 평영 스타일을 추천한다.

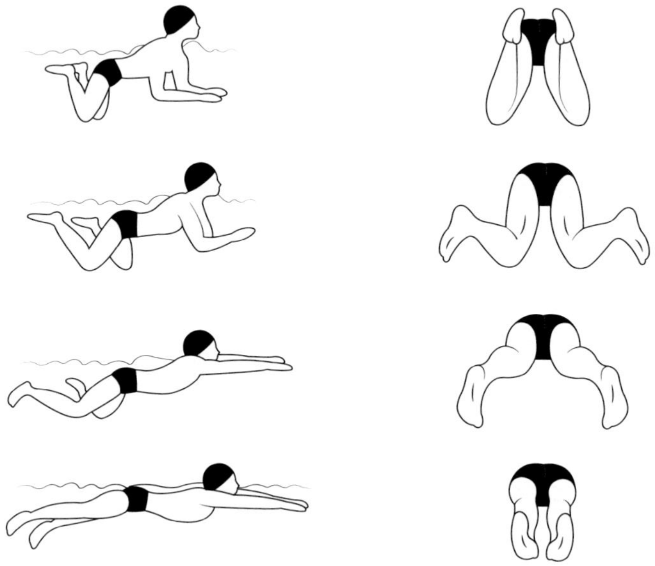

그림 5-1. 평형 동작

2. 내반슬(O형 다리) 교정 운동

다리 내전/외회전 운동

01. 시작자세

두 다리를 붙인 채 바닥에 바로 누운 자세를 취한다.

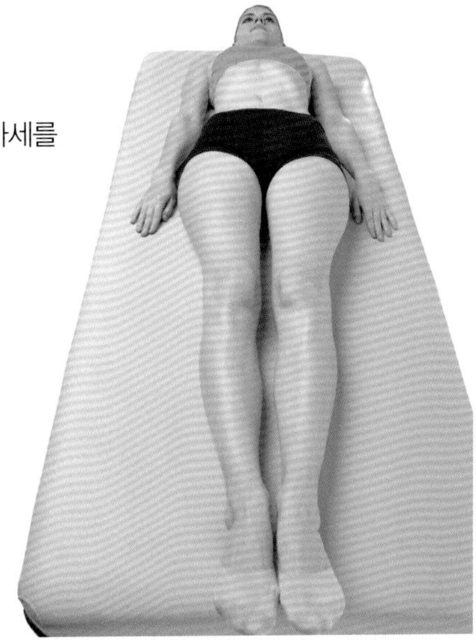

02. 동작

두 다리에 힘을 가해 서로 바짝 붙인 상태를 유지하면서 두 다리를 90도로 굽힌다. 그런 다음 양발을 붙인 채 두 다리를 벌린 상태에서 다리를 뻗으면서 모은다. 이 동작을 20회 반복 시행한다.

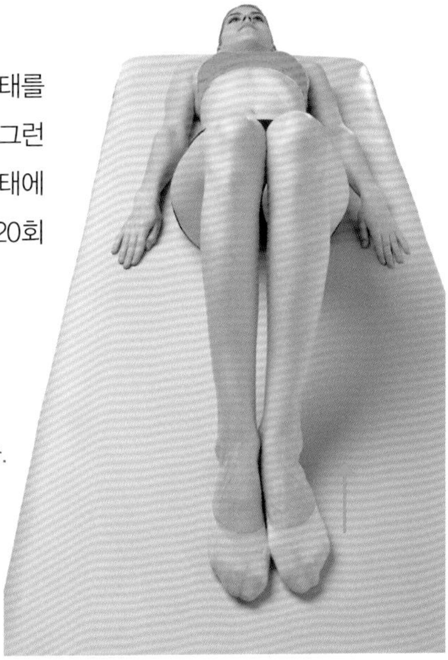

다리를 붙이고
90도로 구부린다.

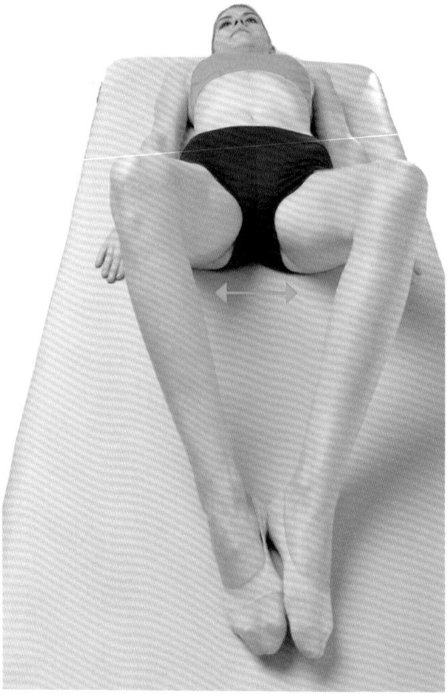

다리를 벌린다.

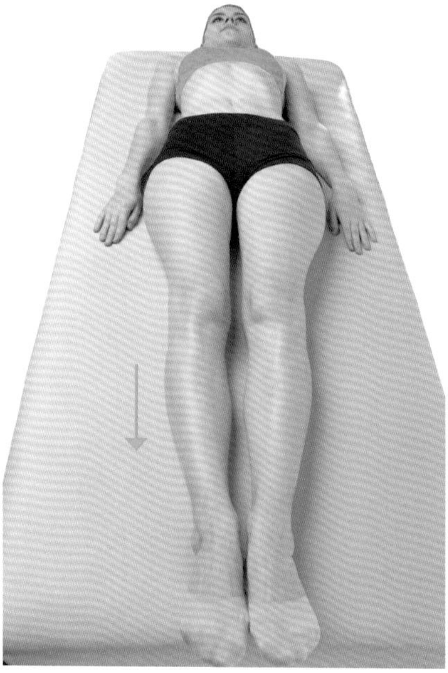

다리를 모으면서
뻗는다.

03. 효과 고관절의 외회전과 내전을 동시에 시켜 O형 다리를 교정하는 효과가 있다.

04. 주의사항 다리를 굽힐 때 고관절에서 내회전이 일어나지 않아야 하고 양발은 동작의 전 과정을 통해 항상 발뒤꿈치가 붙어 있어야 한다.

05. Note 각 동작에서 두 다리에는 항상 힘이 주어진 상태가 유지되어야 한다.

쪼그려 앉으면서 다리 모으기

01. 시작자세

두 다리를 어깨너비만큼 벌리고 발을 외회전시켜 놓은 채 바로 선 자세를 취한다.

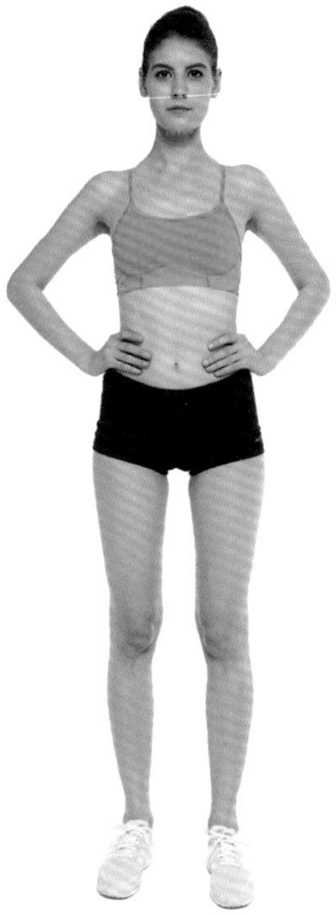

02. 동작

두 다리에 힘을 가해 무릎을 서로 바짝 붙이면서(내전) 90도로 굽혀 10초간 유지한다. 그런 다음 두 다리를 외회전시켜 놓고 다리를 펴면서 천천히 일어난다. 이 동작을 20회 반복 시행한다.

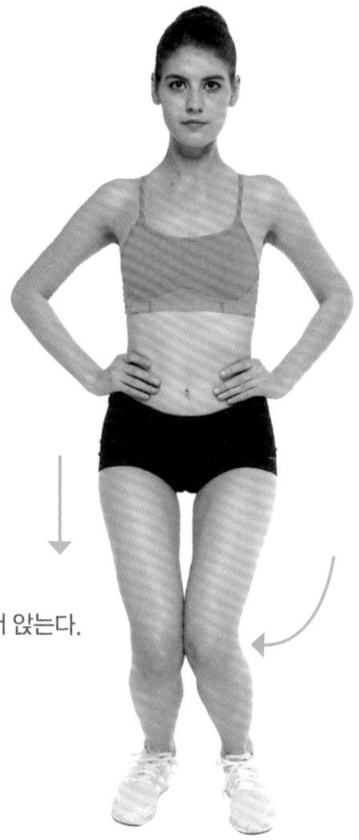

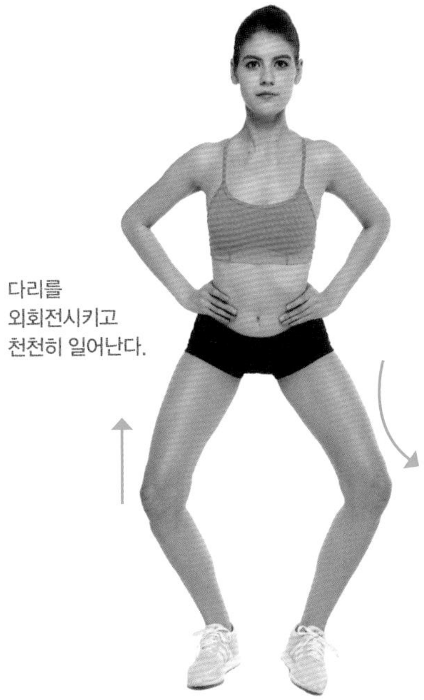

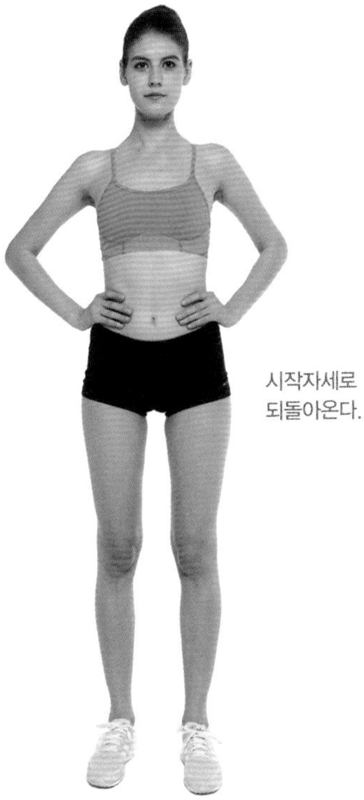

03. 효과 고관절의 외회전과 내전을 동시에 시켜 O형 다리를 교정하는 효과가 있다.

04. 주의사항 다리를 굽힐 때 고관절에서 내회전이 일어나지 않아야 하고 일어나는 동작에서는 두 다리가 벌려진 것이 아니라 외회전된 상태라야 한다.

05. Note 각 동작에서 두 다리에는 항상 힘이 주어진 상태가 유지되어야 한다.

공 죄면서 쪼그려 앉기

01. 시작자세

두 다리 사이에 공을 끼워놓고 똑바로 선 자세를 취한다.

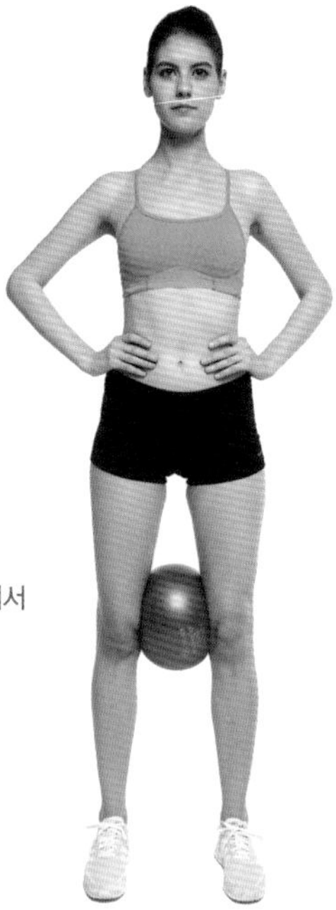

척추나 다리에 문제가 있는 환자는 벽에 기대서 하는 것이 좋다.

02. 동작

두 다리를 허벅지가 바닥과 수평을 이룰 때까지 굽히면서 상체를 아래로 내려 쪼그려 앉은 자세를 취하였다가 다시 제자리로 일어난다. 이때 두 다리로 공을 죄는 힘을 그대로 유지한다. 이 동작을 20회 반복 시행한다.

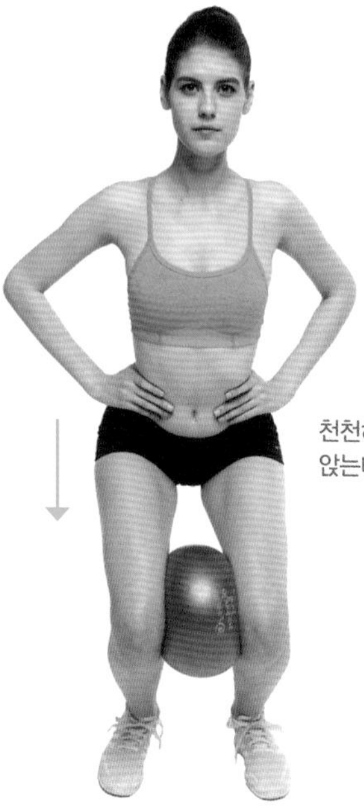

천천히 쪼그려 앉는다.

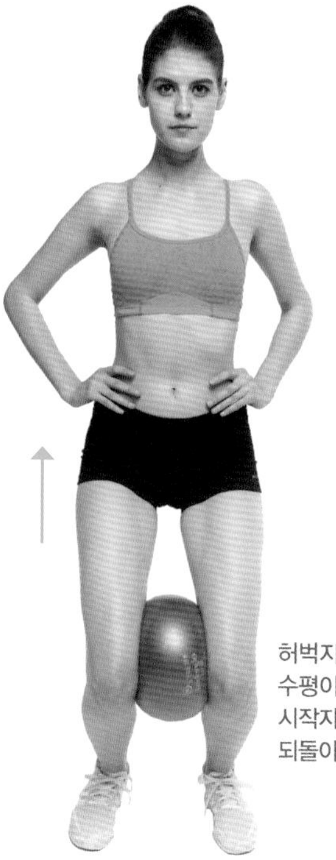

허벅지가 바닥과 수평이 되면 시작자세로 되돌아온다.

03. 효과 ▶ 고관절의 외회전과 내전을 동시에 시켜 O형 다리를 교정하는 효과가 있다.

04. 주의사항 ▶ 내려올 때 상체가 흔들리지 않도록 주의한다.

05. Note ▶ 각 동작에서 두 다리에는 항상 힘이 주어진 상태가 유지되어야 한다.

의자에 앉아 스트레칭

01. 시작자세

경직된 다리 근육을 충분히 풀어준 후 의자의 앞쪽 1/3 지점에 앉아 허리를 펴고 한쪽 다리를 반대쪽 다리에 올린다. 이때 손은 굽힌 다리의 무릎과 발목에 각각 둔다.

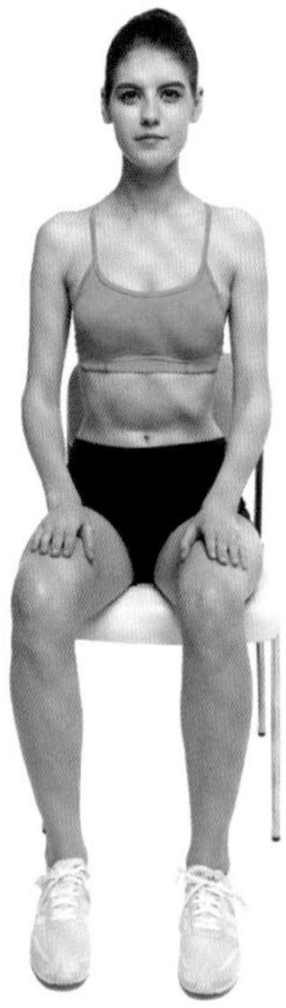

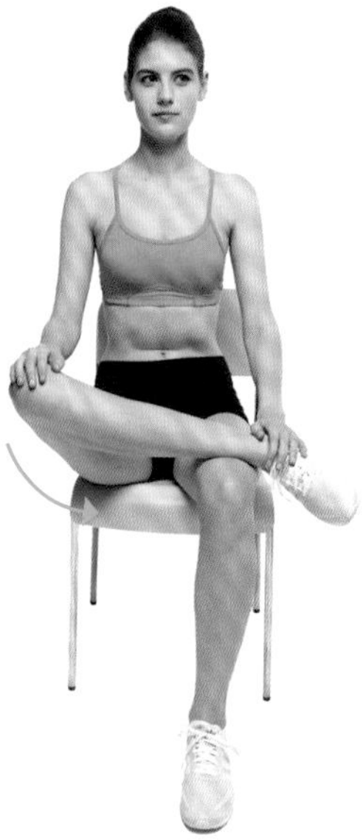

02. 동작

깊이 숨을 들이쉰 후 서서히 내쉬면서 배가 허벅지에 닿는다는 느낌으로 상체를 앞으로 숙인다. 상체를 숙이면서 동시에 손으로 무릎을 눌러준다. 발목이 다리에서 떨어지지 않도록 발목을 잡은 손으로 발목을 지지한다. 숨을 들이쉬면서 다시 시작자세로 되돌아온다. 이 동작을 양쪽 다리 교대로 5회씩 반복 시행한다.

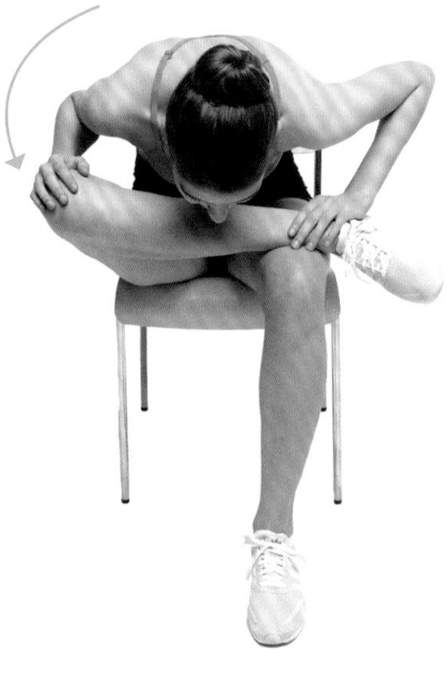

03. 효과 ▶ 고관절의 외회전과 내전을 동시에 시켜 O형 다리를 교정하는 효과가 있다.

04. 주의사항 ▶ 의자에 앉은 자세에서 상체를 꼿꼿하게 세워 골반과 어깨가 정면을 향하게 한다.

05. Note ▶ 모든 스트레칭의 시작 전에는 경직된 근육을 충분히 풀어주는 것이 중요하다. 스트레칭 범위는 자신이 견딜 수 있는 한도까지여야지 무리하게 상체를 숙이면서 무릎을 누르면 오히려 근육에 무리가 가서 역효과가 나타날 수 있다.

수영

O형 다리를 교정하기 위한 운동으로서 수영은 프리 스타일(자유형)을 추천한다.

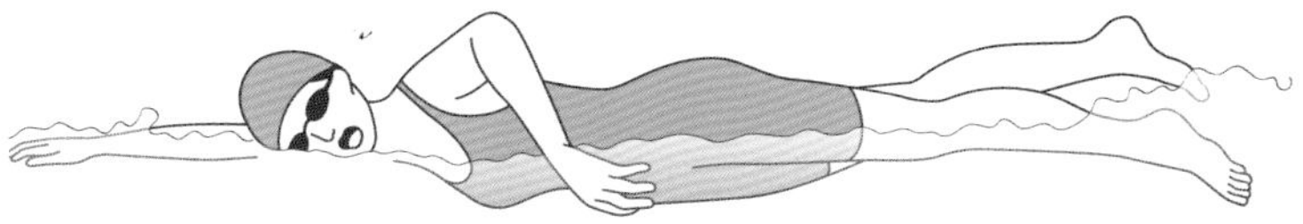

그림 5-2. 자유형 동작

제6장

고관절 강화 운동

1. 고관절이란?

고관절, 즉 엉덩이관절은 우리 몸의 관절 중 가장 큰 관절로 골반과 다리를 연결한다. 쉽게 몸통과 다리를 연결하는 관절이라고 생각하면 된다. 때문에 고관절은 인체의 관절 중 가장 하중을 많이 받는 곳이어서 문제가 생기면 상대적으로 심한 통증이 유발된다.

고관절은 공과 같이 생긴 허벅지뼈의 대퇴골두와 이 공을 감싸고 있는 소켓 모양을 한 골반골의 비구로 구성되어 있다. 절구처럼 생긴 비구 안에 크기가

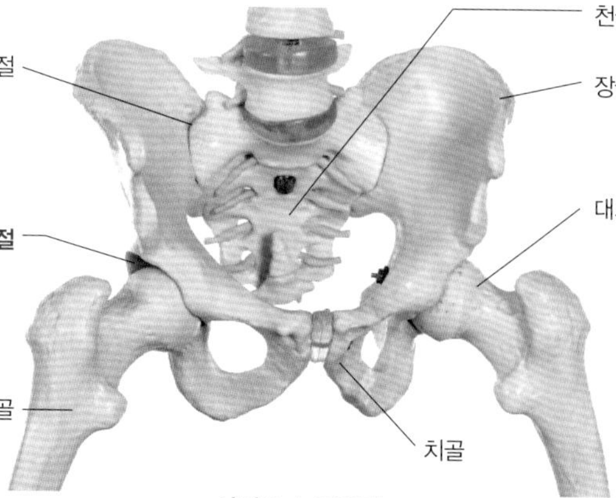

사진 6-1. 고관절

꼭 맞는 공 모양의 대퇴골두가 들어 있는 형태이다.

대퇴골두와 비구는 부드럽고 진주 빛을 한 물렁뼈로 덮여 있다. 즉 연골로 덮여 있는 것이다. 이 연골은 쿠션 역할을 하여 고관절에 주어지는 압력, 외력, 충격 등을 완충해준다. 고관절은 관절막으로 둘러싸여 있고 관절막 내면은 관절액을 분비하는 활액막으로 덮여 있다.

또한 고관절은 두꺼운 인대와 근육의 보호를 받고 있어 관절의 운동범위가 큰데도 불구하고 높은 안정성을 지니고 있다. 이처럼 깊숙이 자리하고 있는 고관절은 웬만한 외상에 잘 견디도록 보호받고 있는 반면, 병이 생겼을 때에는 증상이 모호하게 나타나거나 질환을 진단하는 데 어려움이 있는 단점도 있다.

그래서 어린이부터 성인, 고령의 노인에 이르기까지 광범위하게 나타나는 고관절 질환은 정확한 통증 부위를 알기 어려워 진단이 늦어지는 경우가 많다. 평상시 걷거나 다리를 꼬았을 때 엉덩이나 사타구니 부위에 통증이 지속되면 고관절 질환을 의심해봐야 한다.

2. 고관절에 발생하는 질환은?

고관절의 대표적인 질환으로는 혈액순환장애로 발생하는 대퇴골두 무혈성 괴사, 골관절염 같은 염증성 질환, 그 외 충돌 증후군, 골절 등이 있다. 과거에는 중년 남성에서 발생하는 무혈성 괴사가 많았다. 반면 요즘은 노인층에서 발생하는 퇴행성 관절염이나 골다공증 골절이 증가하고 있는데, 이는 생활양식이 서구화되어 가고 수명이 연장되는 사회적 변화와 무관하지 않다.

대퇴골두 무혈성 괴사

뼈에도 신체의 다른 조직과 마찬가지로 혈액이 흐르고 있어 영양분과 산소를 공급받고 노폐물을 배출한다. 어떤 이유로든 혈류가 차단되면 뼈 조직이 죽게 되는데, 이를 '무혈성 괴사'라고 한다.

대퇴골두 무혈성 괴사는 고관절을 이루는 대퇴골두에 혈액 공급이 되지 않아 뼈가 괴사하는 질환이다. 무혈성 괴사는 여러 관절에서 일어날 수 있지만 대퇴골두에서 가장 흔히 발생한다.

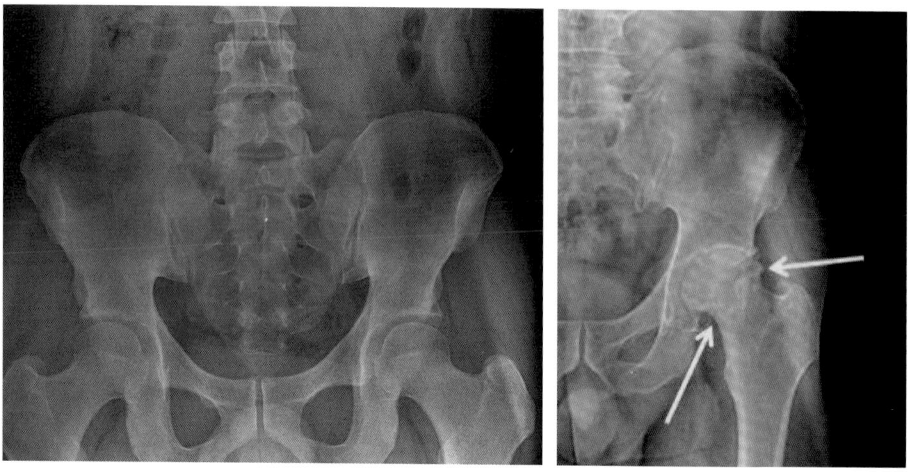

사진 6-2. 정상 고관절(왼쪽)과 무혈성 괴사 고관절(오른쪽)

40~50대 중년 남성들에서 많이 발생하는데, 술을 자주 많이 먹는 사람에서 10배 이상 더 많이 발생한다. 술 다음의 원인으로는 스테로이드 제제의 과다 복용을 들 수 있다. 스테로이드는 적절히 사용하면 매우 유용한 약물이지만 남용할 경우에 무혈성 괴사나 골다공증을 유발할 수 있다.

또한 고관절 골절이나 탈구에서 2차적인 합병증으로 무혈성 괴사가 발생할 수 있다. 그 외 신장 질환, 염증성 질환이나 혈액 질환을 가진 환자에서도 종종 발생한다.

대퇴골두 무혈성 괴사의 주요 증상은 고관절 부위의 통증이다. 대개 서혜부(사타구니) 쪽에 통증을 느끼며, 특히 발을 디딜 때 통증이 심해 절뚝거리게 되고 계속 걷다 보면 오히려 편해지는 경우도 있다.

간혹 척추 질환의 통증과 구분이 쉽지 않아 혼동하는 경우가 있는데, 이런 경우에 양반다리 자세를 했을 때 사타구니 앞쪽에 강한 통증이 오면 고관절 질환을 의심해봐야 한다.

퇴행성 고관절염

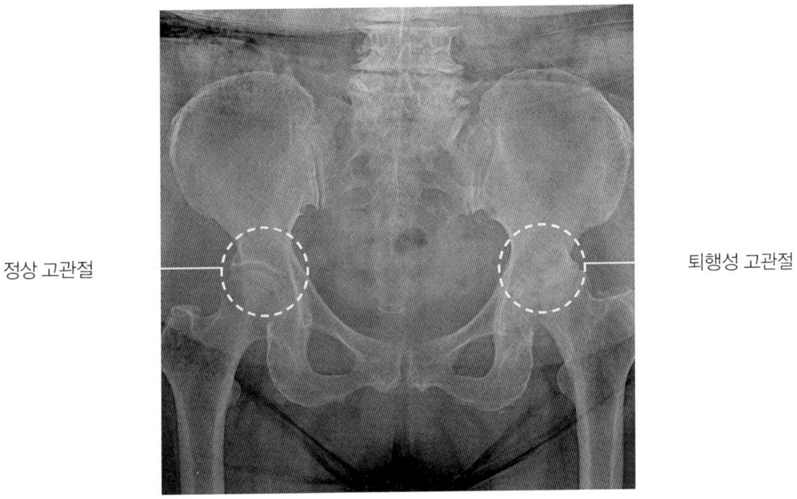

사진 6-3. 퇴행성 고관절염

퇴행성 고관절염은 크게 원발성 고관절염과 속발성 고관절염으로 나뉜다. 원발성 고관절염은 유전적 요인이나 지나친 사용으로 관절연골이 자연적인 노화 과정보다 조기에 노화되어 통증과 관절운동 장애를 일으키는 것이다. 이에 비해 속발성 고관절염은 발달성 고관절 이형성증, 선천성 혹은 발달성 내반고, 대퇴골두 골단 분리증, 화농성 혹은 결핵성 고관절염, Leg-Calve-Perthes 병, 대퇴골두 무혈성 괴사, 골절 등의 일차적인 질환이나 변형 등에 의해 관절연골의 마모가 발생하는 것이다. 우리나라의 경우에 원발성 퇴행성 고관절염의 빈도는 극히 낮은 것으로 알려져 있고 대부분이 속발성이다.

3. 고관절 강화 운동

고관절은 척추와 함께 우리 몸의 바른 체형을 만들어주는 데 기본이 된다. 모든 기관이 마찬가지이지만 고관절은 특히 좌우대칭이 되어야 우리 몸이 균형을 잡고 생활할 수 있다.

하지만 노화가 진행되면 고관절의 균형이 서서히 무너진다. 좌식생활에서 비롯된 바르지 못한 자세, 오른쪽이나 왼쪽 등 한쪽으로 편향된 습관, 여성의 경우에 임신과 출산, 비만 때문에도 고관절의 균형은 쉽게 깨질 수 있다.

고관절의 균형이 깨지면 삐딱한 주춧돌에 누각을 세우는 것처럼 불안정한 고관절에 상체가 실리면서 정상적인 관절에 체중이 무리하게 부담을 주는 악순환이 반복된다.

가장 큰 문제는 고관절에 연결된 근육들이 비정상적인 구조로 발달한다는 것이다. 때문에 허리 주위나 허벅지 등에 살이 쪄 보이고 나아가 고관절에 문제가 생기면서 몸 전체의 균형도 무너진다. 그러므로 고관절의 균형을 잡아주고 고관절을 강화하는 운동은 전신 건강을 위해서도 필수적이라고 할 수 있다.

고관절 내회전근 스트레칭

모든 운동 전에는 운동 부위 근육들의 긴장을 풀어주는 것이 운동 효과를 높이는 방법이다.

01. 시작자세

양반다리 자세에서 한쪽 다리를 뒤로 보내고 상체를 곧게 세운다.

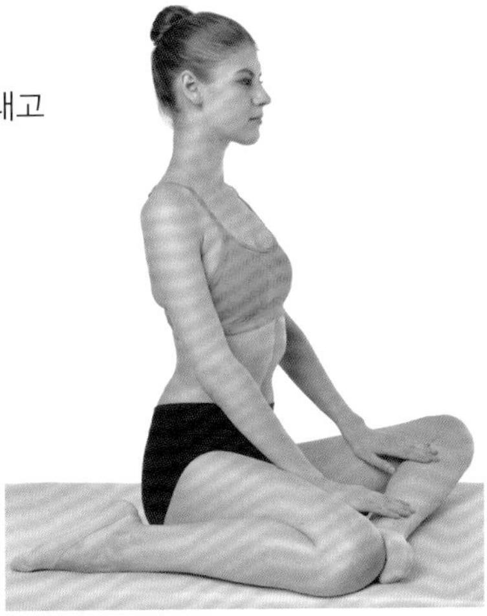

02. 동작

① 숨을 들이쉬고 내쉬면서 양손을 이용해 앞쪽으로 바닥을 기어가듯 짚으며 상체를 점점 천천히 숙인다. 이때 엉덩이가 너무 들리거나 상체가 한쪽으로 치우치면 바른 스트레칭이 되지 않으므로, 상체를 숙일 때 골반이 틀어지지 않으면서 엉덩이도 심하게 들리지 않는 정도까지만 숙인다. 이 자세를 5초간 유지한다.

엉덩이가 심하게 들리거나
틀어지지 않게 한다.

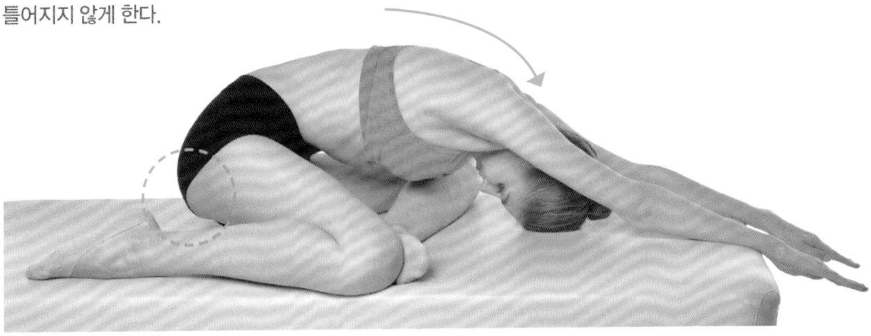

② 숨을 들이쉬고 내쉬면서 다시 시작자세로 되돌아와 양손을 엉덩이 뒤로 짚는다. 양 무릎을 바닥에 충분히 지탱하고 배를 들어 골반을 앞으로 민다. 이 자세를 5초간 유지한 후 숨을 들이쉬고 내쉬면서 제자리로 되돌아온다.

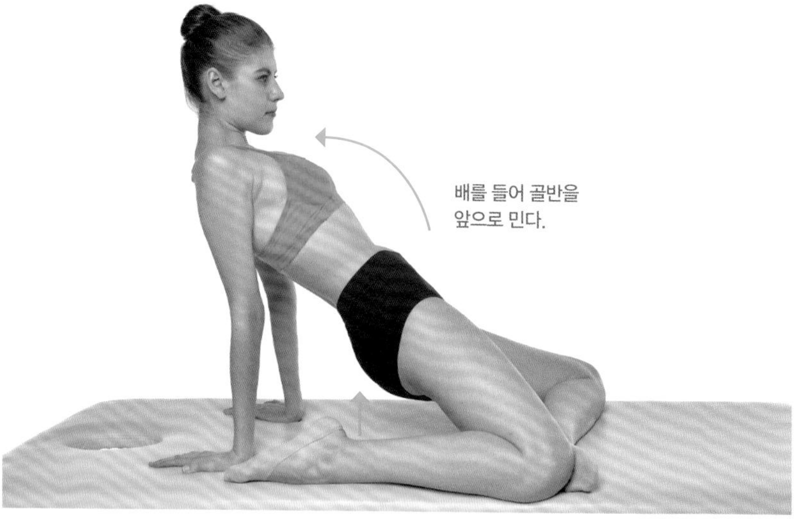

위의 두 동작을 1회로 3회 반복한다. 그런 다음 다리를 바꿔 다시 3회 반복한다.

03. 효과

골반을 잡아주는 근육인 이상근을 위한 스트레칭으로 고관절의 내/외회전을 돕는 운동이므로, 골반을 바로잡고 주위 근육들을 스트레칭 시키는 데 좋다.

04. 주의사항

골반이 아니라 배만 내밀면 안 되고 엉덩이가 올라가면서 골반을 앞으로 내밀어야 한다.

05. Note

앞으로 숙이거나 골반을 드는 자세가 되지 않으면, 억지로 하기보다 그냥 한 발을 뒤로 돌려 척추를 펴고 앉는 자세만 해도 어느 정도 스트레칭 효과가 있다. 따라서 처음부터 목표를 높게 잡을 필요는 없다.

고관절 외회전근 스트레칭

01. 시작자세 바르게 앉아 두 다리를 벌리고 양 무릎을 세운다.

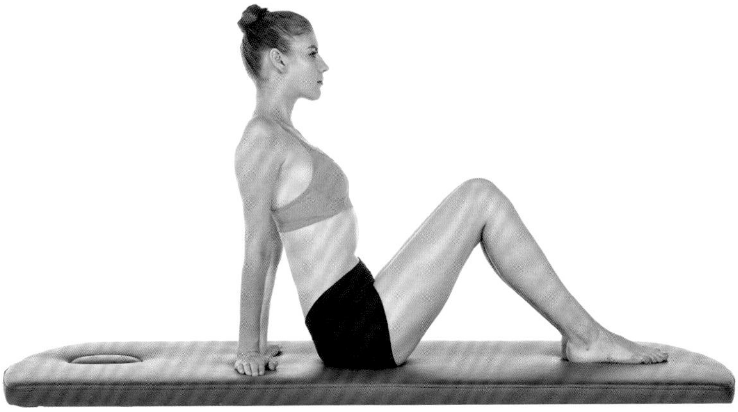

02. 동작 숨을 들이쉬고 내쉬면서 한쪽 다리는 펴고 반대편은 무릎을 바닥에 내려놓으며 상체를 돌려 스트레칭 시킨 상태에서 5초간 유지한다. 이 동작을 좌우 교대로 3회씩 반복 시행한다.

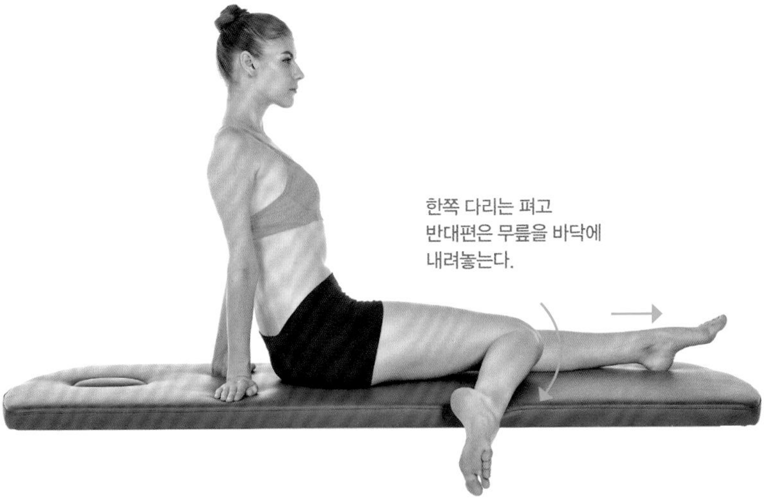

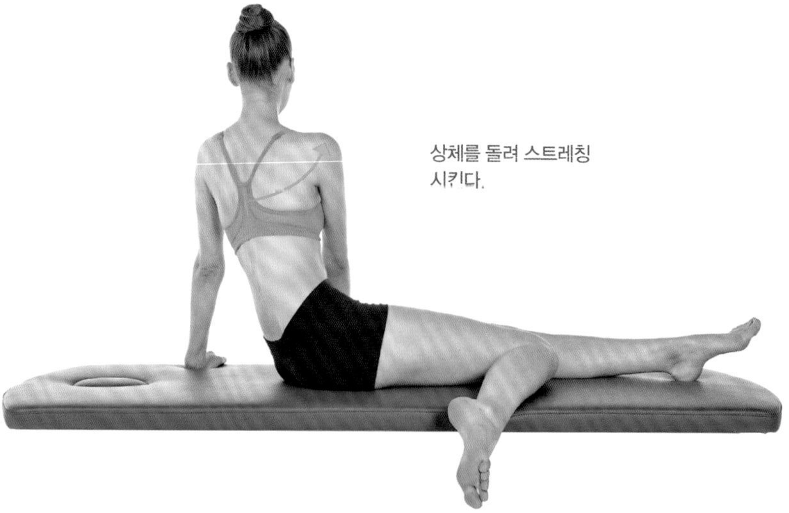

03. 효과 고관절을 내회전시키면서 외측 인대 조직을 스트레칭 시키게 되므로 퇴행성 관절염에 효과가 좋다.

04. 주의사항 지지하고 있는 손은 몸보다 살짝 뒤로 보내고 팔꿈치의 안정성을 위해 손가락 끝의 방향은 몸통 쪽으로 한다. 무릎이 바닥에 닿을 때까지 완전히 내려지지 않으면 자신이 할 수 있는 범위까지만 하고 무리하게 바닥까지 내리려 하지 말아야 한다.

05. Note 동작을 할 때에는 척추를 바르게 세워야 한다.

4. 고관절 강화 운동 1단계

굴근/신근 강화 운동

01. 시작자세 두 다리의 무릎과 고관절을 각각 90도로 굽힌 채 바닥에 바로 누운 자세에서 탄력 고무 밴드로 양 무릎 위를 감싸 두른다.

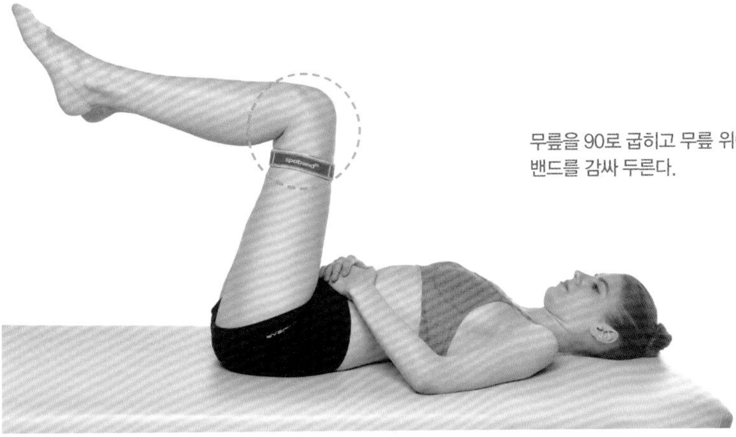

무릎을 90로 굽히고 무릎 위에 고무 밴드를 감싸 두른다.

02. 동작 두 다리를 동시에 움직이는데, 한쪽 다리를 밀고 다른 쪽 다리를 몸으로 당긴 상태에서 5초간 유지한다. 이 동작을 10회 반복 시행한다.

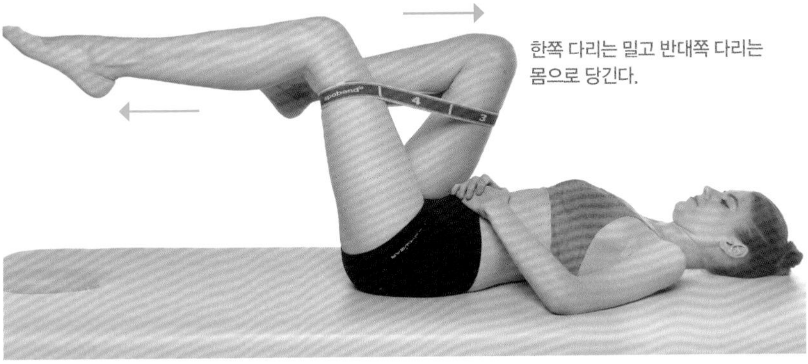

한쪽 다리는 밀고 반대쪽 다리는 몸으로 당긴다.

03. 효과 고관절의 굴근과 신근을 동시에 강화할 수 있다. 무릎의 지지에도 많은 도움이 된다.

04. 주의사항 다리를 움직일 때 골반이 함께 따라 움직이지 않도록 주의한다.

05. Note 양 허벅지에서 고무 밴드의 저항이 적당한 탄성으로 느껴져야 한다.

외전근 강화 운동

01. 시작자세

두 다리를 90도로 굽히고 바닥에 바로 누운 자세에서 탄력 고무 밴드로 양 무릎 아래를 감싸 두른다.

무릎을 90도로
구부린다.

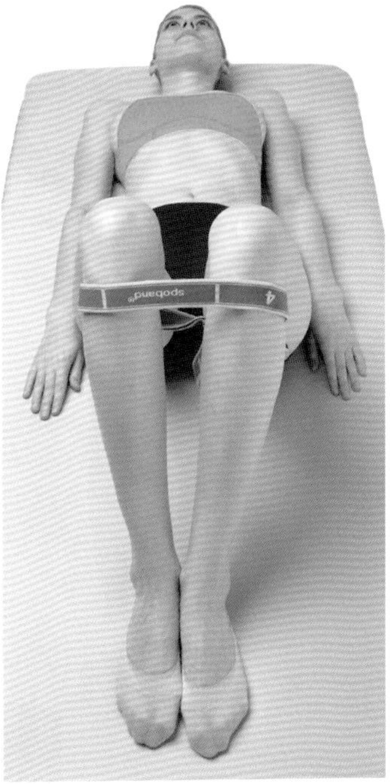

02. 동작

양발은 가지런히 모아둔 채 무릎만 양쪽으로 벌려주어 5초간 유지한 후 시작자세로 되돌아온다. 이 동작을 10회 반복 시행한다.

무릎만 양쪽으로
벌려준다.

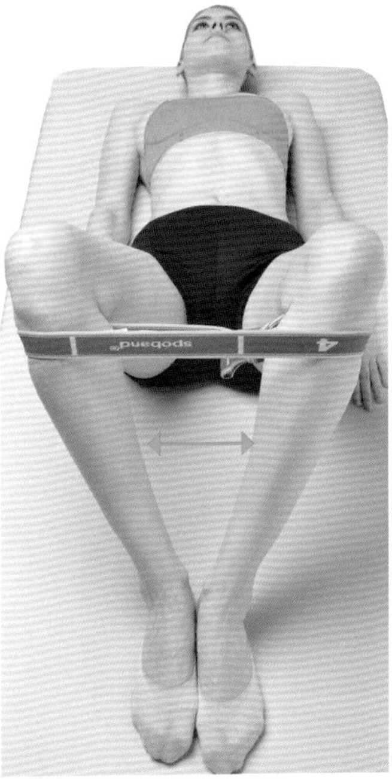

03. 효과 고관절을 외전시키는 근육을 강화하면서 동시에 무릎의 지지에도 많은 도움이 된다.

04. 주의사항 다리는 시작자세로 되돌아올 때에도 벌릴 때와 같은 속도로 천천히 움직여야 한다.

05. Note 양 무릎에서 고무 밴드의 저항이 적당한 탄성으로 느껴져야 한다. 다리의 각도와 고무 밴드의 탄성도를 바꿔가면서 시도하면 더 좋은 효과를 얻을 수 있다.

내전근 강화 운동

01. 시작자세 두 다리를 굽히고 의자에 앉거나 바로 누운 자세에서 양 무릎 사이에 베개나 쿠션을 끼워놓는다.

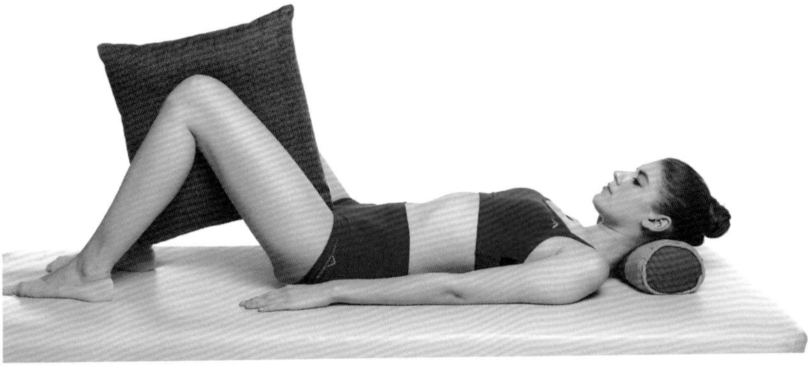

02. 동작 양 무릎에 힘을 주어 베개에 압박을 가한 상태에서 5초간 유지한 후 이완시킨다. 이 동작을 10회 반복 시행한다.

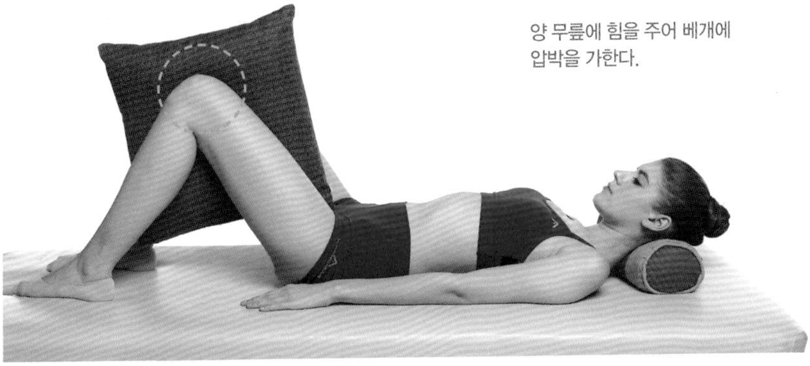

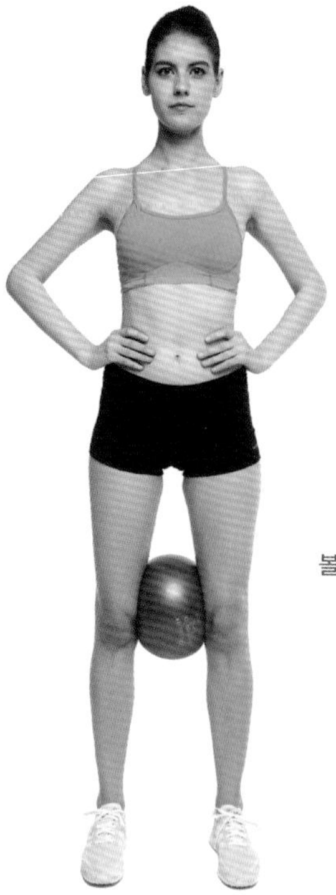

볼을 사용하여 운동할 수도 있다.

03. 효과 다리를 내전시키는 근육을 강화하면서 동시에 무릎의 지지에도 많은 도움이 된다.

04. 주의사항 다리는 어깨너비보다 더 넓게 벌리지 않도록 한다.

05. Note 베개나 쿠션의 두께 및 강도나 다리의 각도를 바꿔가면서 시도하면 더 좋은 효과를 얻을 수 있다.

한쪽 다리 외측으로 움직이기

01. 시작자세

의자를 옆에 세워놓고 균형을 잡기 위해 의자의 등받이를 한 손으로 가볍게 잡은 채 바로 선 자세를 취한다.

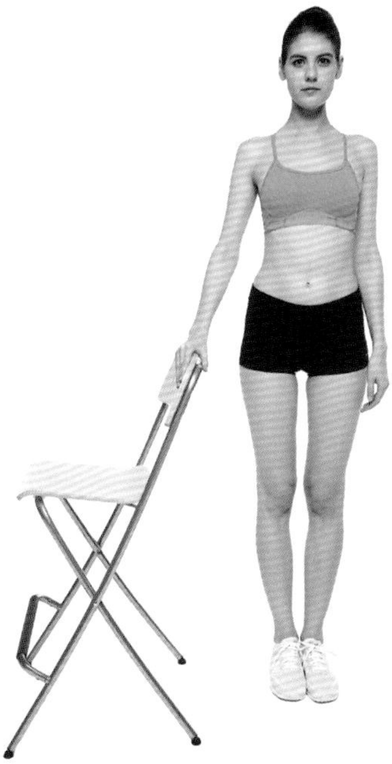

02. 동작

한쪽 다리에 체중을 싣고 다른 쪽 다리를 바깥쪽으로 들어 올려 3초간 유지한 후 다시 내려놓되, 체중을 지지하고 있는 다리 뒤를 약간 지나가도록 한다. 이 동작을 양쪽 다리 교대로 20회씩 반복 시행하되, 매 10회마다 다리를 교대한다.

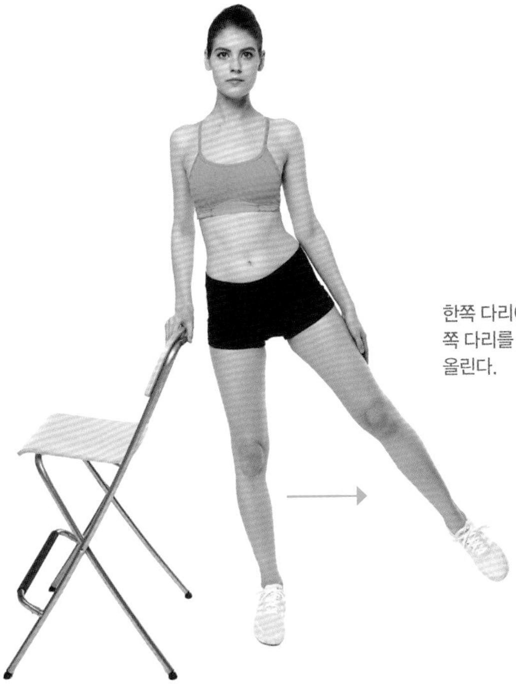

한쪽 다리에 체중을 싣고 다른 쪽 다리를 바깥쪽으로 들어 올린다.

03. 효과 고관절의 근력을 강화하고 가동성을 증대시켜 주면서 동시에 허리 근력의 강화에도 도움이 된다.

04. 주의사항 의자의 등받이를 견고하게 잡아 넘어지지 않도록 주의한다.

05. Note 체중을 지지하고 있는 다리를 약간 굽혀서 하면 무릎 근력도 함께 강화할 수 있다.

한쪽 다리 전후방으로 움직이기

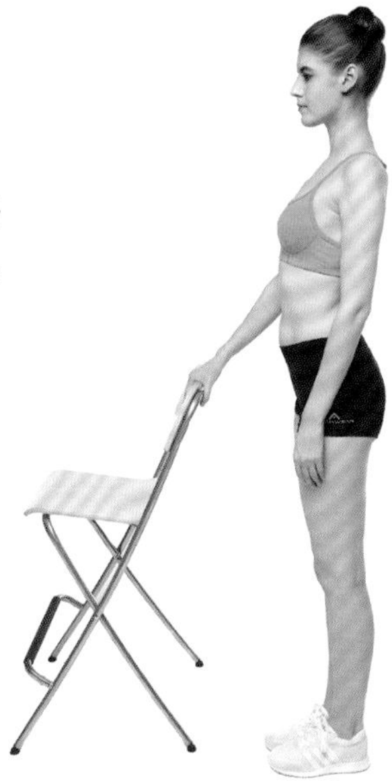

01. 시작자세

의자를 앞에 세워놓고 균형을 잡기 위해 의자의 등받이를 한 손으로 가볍게 잡은 채 바로 선 자세를 취한다.

02. 동작

한쪽 다리에 체중을 싣고 다른 쪽 다리를 앞으로 들어 올려 3초간 유지한 후 뒤로 들어 올려 또 다시 3초간 유지한 후 제자리로 내려놓는다. 이 동작을 양쪽 다리 교대로 20회씩 반복 시행하되, 매 10회마다 다리를 교대한다.

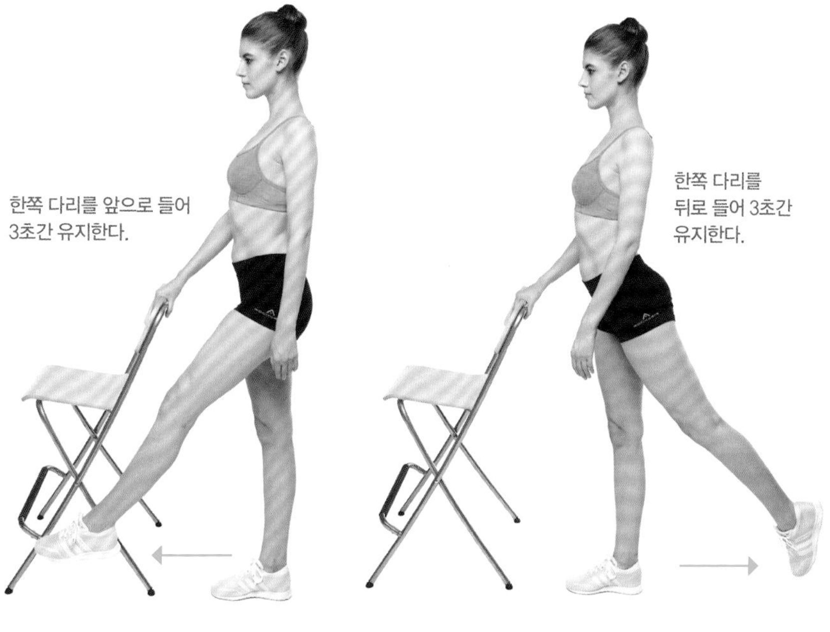

03. 효과 ▶ 고관절의 근력을 강화하고 가동성을 증대시켜 주면서 동시에 허리 근력의 강화에도 도움이 된다.

04. 주의사항 ▶ 의자의 등받이를 견고하게 잡아 넘어지지 않도록 주의한다.

05. Note ▶ 체중을 지지하고 있는 다리를 약간 굽혀서 하면 무릎 근력도 함께 강화할 수 있다.

5. 고관절 강화 운동 2단계

바로 누워 다리 들어올리기

01. 시작자세 바닥에 바로 누워 양팔은 손바닥을 바닥으로 향하게 한 채 몸 옆에 나란히 두고 두 다리는 90도로 굽힌 자세를 취한다.

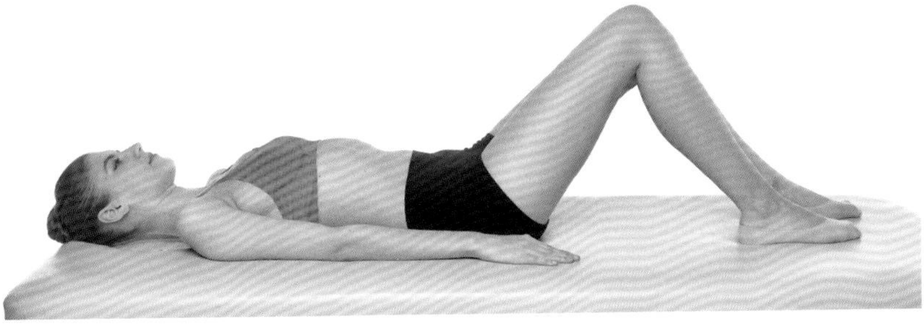

02. 동작 한쪽 다리를 쭉 뻗은 상태로 허벅지 근육에 힘을 주면서 위로 들어 올려 5초간 유지한 후 제자리로 내려놓는다. 이 동작을 양쪽 다리 교대로 10회씩 반복 시행한다.

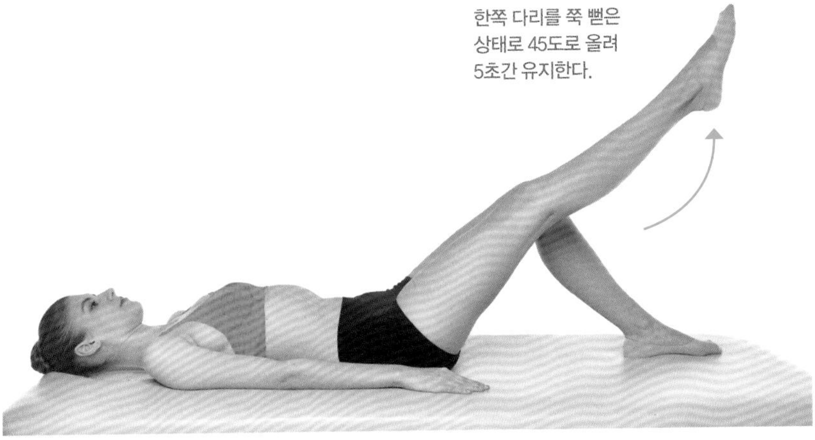

03. 효과 다리 굴근의 강화와 함께 고관절 가동성의 증대에 효과가 있다.

04. 주의사항 양 팔꿈치를 바닥에 견고하게 대어 다리를 들어 올릴 때 상체가 흔들리지 않도록 주의한다.

05. Note 이 운동은 약한 고관절을 지지해주는 근육을 강화하고 코어근육의 강화에도 도움이 된다.

옆으로 누워 다리 들어올리기

01. 시작자세 아래쪽 팔을 굽혀 손을 머리에 베고 옆으로 누운 자세에서 위쪽 손으로 몸 앞의 바닥을 짚어 균형을 잡고 두 다리는 쭉 뻗은 상태를 유지한다.

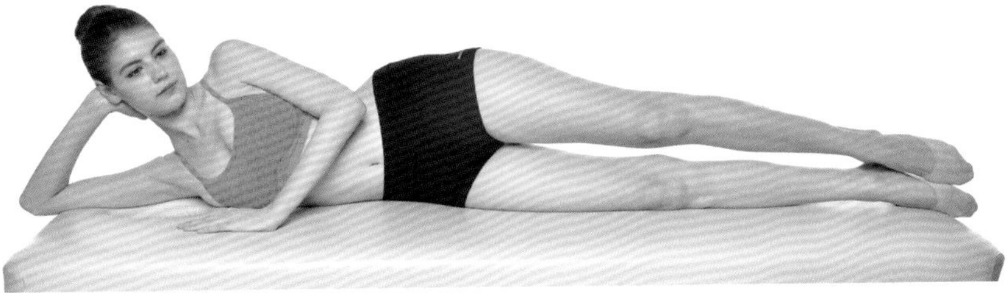

02. 동작 팔로 바닥을 눌러 몸을 지지하면서 위쪽 다리를 최대한 높이 들어 올려 5초간 유지한 후 시작자세로 내려놓는다. 이 동작을 좌우 교대로 10회씩 반복 시행한다.

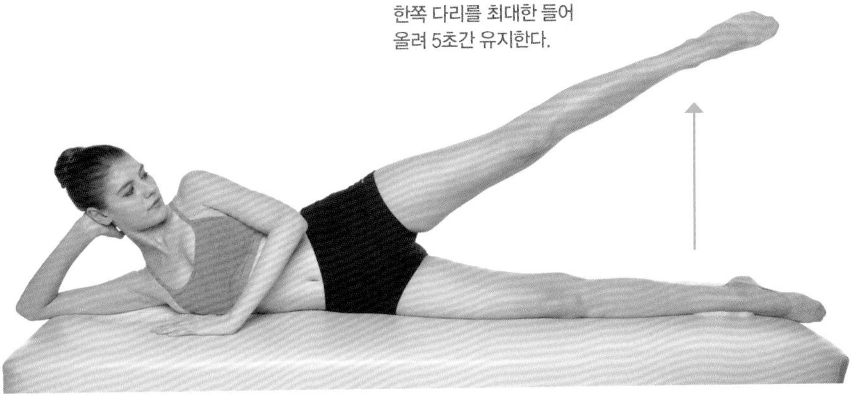

03. 효과 다리 외전근의 강화와 함께 고관절 가동성의 증대에 효과가 있다.

04. 주의사항 다리를 들어 올릴 때 손을 바닥에 견고하게 짚어 상체에서 흔들림이 일어나지 않도록 주의한다.

05. Note 이 운동은 약한 고관절을 지지해주는 근육을 강화하고 코어근육의 강화에도 도움이 된다.

다리로 원 그리기

01. 시작자세

두 다리는 굽히고 양팔은 손바닥을 바닥으로 향하게 하여 몸 옆에 나란히 둔 채 바로 누운 자세를 취한다.

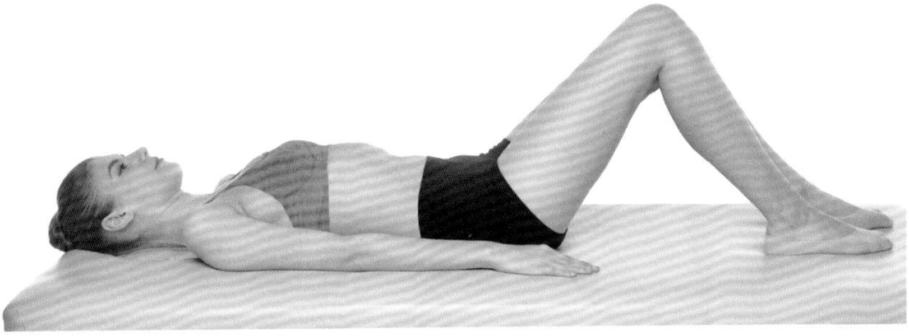

02. 동작

한쪽 다리를 쭉 펴서 바닥과 수직이 되게 들어 올려 발가락을 천장으로 뻗은 상태에서 다리로 작은 크기의 원을 시계방향과 시계반대방향으로 번갈아가며 몇 회 그린 후 천천히 시작자세로 내려놓는다. 이 동작을 좌우 교대로 10회씩 반복 시행한다.

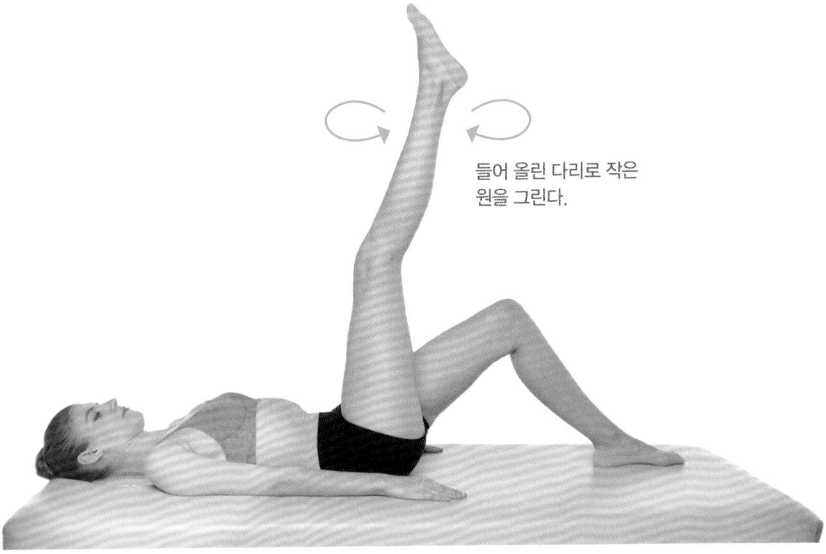

03. 효과 다리와 골반의 전반적인 근육 강화와 함께 고관절 가동성의 증대에 효과가 있다.

04. 주의사항 다리를 들어 움직일 때 손으로 바닥을 견고하게 짚고 복부에 힘을 주어 상체에서 흔들림이 일어나지 않도록 주의한다.

05. Note 복근과 코어근육의 강화에도 도움이 된다.

옆으로 누워 다리 흔들기

01. 시작자세

아래쪽 팔을 굽혀 손을 머리에 베고 옆으로 누운 자세에서 위쪽 손으로 몸 앞의 바닥을 짚고 두 다리는 쭉 뻗은 상태를 유지한다.

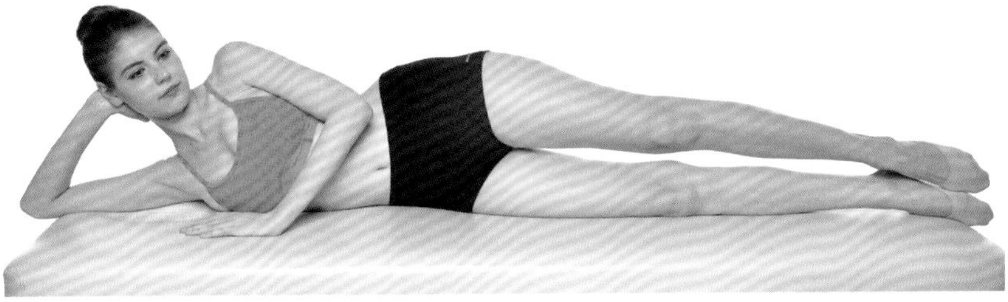

02. 동작

골반을 바닥에 견고하게 안정화하고 팔로 바닥을 눌러 몸을 지지한 상태에서 위쪽 다리를 바닥에서 약간 들어 올려 앞뒤로 10회 정도 흔들어준 후 시작자세로 내려놓는다. 이 동작을 좌우 교대로 반복 시행한다.

한쪽 다리를 들어 올린다.

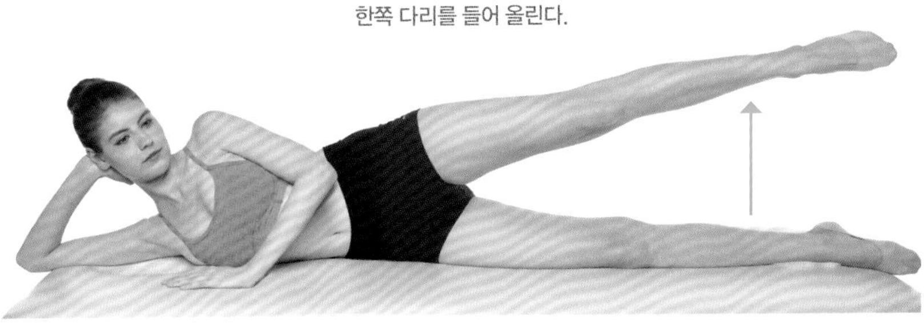

다리를 앞뒤로 흔들어준다.

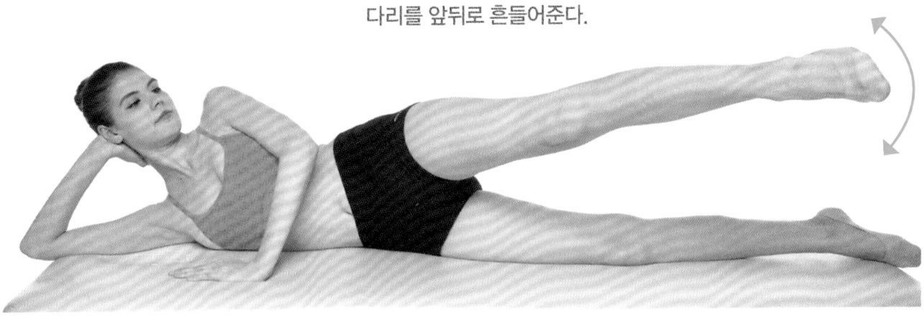

03. 효과

다리와 골반의 전반적인 근육 강화와 함께 고관절 가동성의 증대에 효과가 있다.

04. 주의사항

다리를 앞뒤로 흔들 때 상체와 골반에서 흔들림이 일어나지 않도록 한다. 너무 급하게 흔들면 요통이 발생할 수 있다.

05. Note

골반을 팔에 바짝 기대어 붙이면 허리에 큰 무리 없이 시행할 수 있다.

기는 자세에서 한쪽 다리 들어올리기

01. 시작자세 양팔을 펴서 손바닥으로 어깨 아래 바닥을 짚고 무릎을 꿇어 엎드려 기는 자세를 취한다.

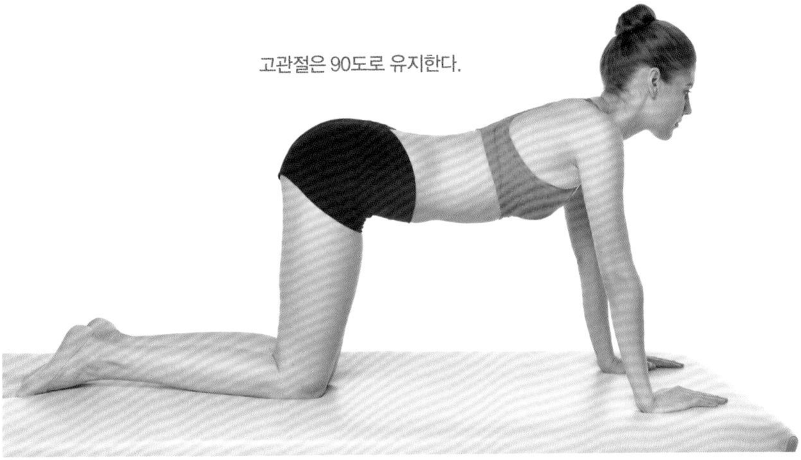

02. 동작 복부에 힘을 주고 한쪽 다리를 바닥과 평행하게 후방으로 뻗어 들어 올렸다가 시작자세로 내린다. 이 동작을 좌우 교대로 10회씩 반복 시행한다.

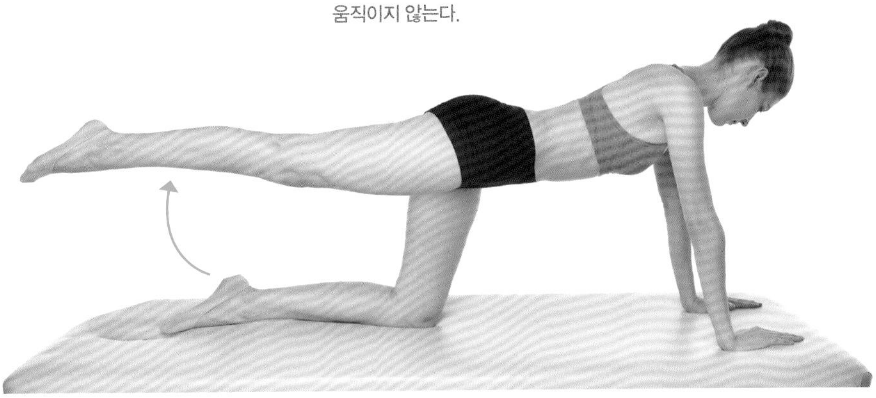

03. 효과 다리와 골반의 전반적인 근육 강화와 함께 고관절 및 무릎관절 가동성의 증대에 효과가 있다.

04. 주의사항 다리를 들어 올릴 때 상체에서 움직임이 일어나지 않도록 주의한다.

05. Note 다리를 들었을 때 허리가 과도하게 젖혀지지 않도록 한다. 또한 등이 튀어나오지 않게 양손으로 바닥을 밀어내는 힘을 주며 지지해주도록 한다.

6. 퇴행성 고관절염 환자를 위한 스트레칭

내회전 스트레칭

01. 시작자세 양반다리 자세에서 한쪽 다리를 뒤로 보내고 상체를 곧게 세운다.

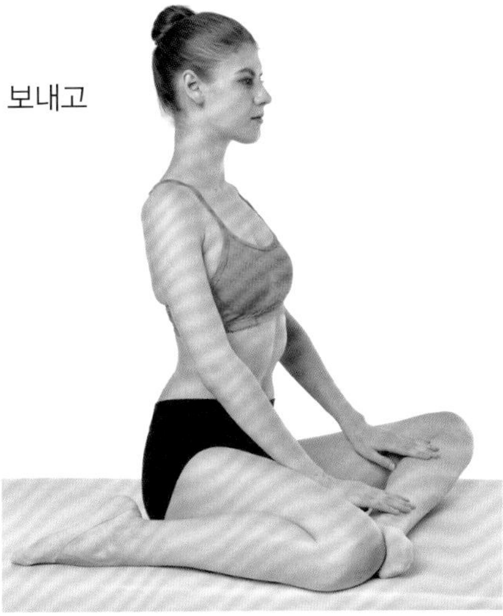

02. 동작 양손을 엉덩이 뒤에 놓고 상체를 지지하면서 뒤로 보낸 다리를 스트레칭 시킨다. 이 자세를 2분간 유지한다. 양쪽 다리 번갈아가며 교대로 시행한다.

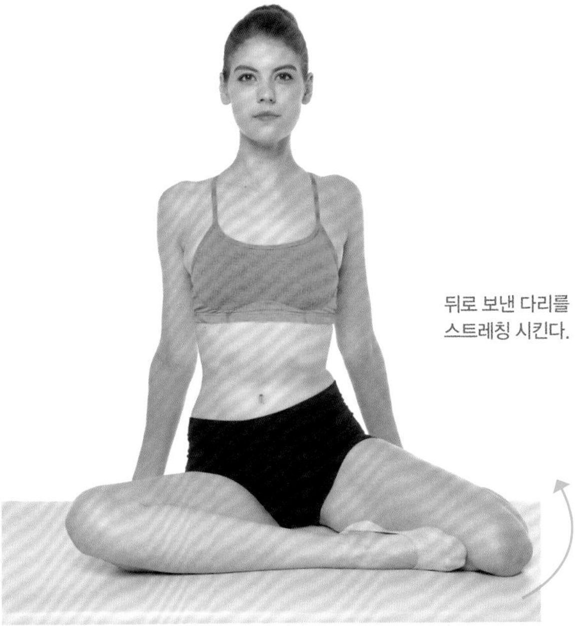

03. 효과 고관절의 외측 인대 조직이 스트레칭 되므로 내회전 동작이 원활하게 되는 효과가 있다.

04. 주의사항 자세를 너무 오랫동안 심하게 취하면 고관절에 통증이 증가할 수 있다.

05. Note 목욕탕의 따듯한 물 속에 앉아서 하면 더욱 효과적이다. 바닥에 바로 누운 자세에서도 가능하다.

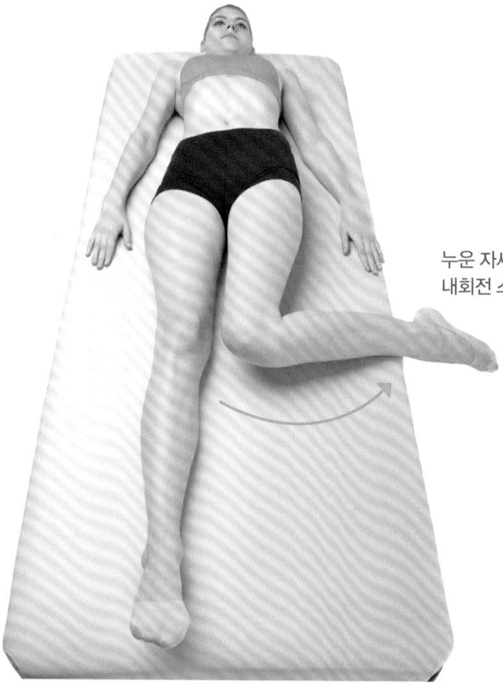

누운 자세에서
내회전 스트레칭

굴곡 스트레칭

01. 시작자세 바로 누워 한쪽 다리는 쭉 펴놓고 다른 쪽 다리는 굽혀 양손으로 무릎 아래를 붙잡은 자세를 취한다.

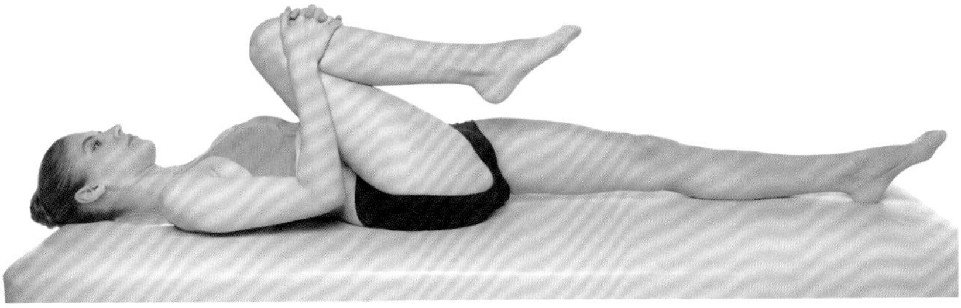

02. 동작 숨을 내쉬면서 허벅지를 천천히 가슴 쪽으로 최대한 잡아당겨 1분간 그대로 유지한다. 이 동작을 양쪽 다리 번갈아가며 교대로 시행한다.

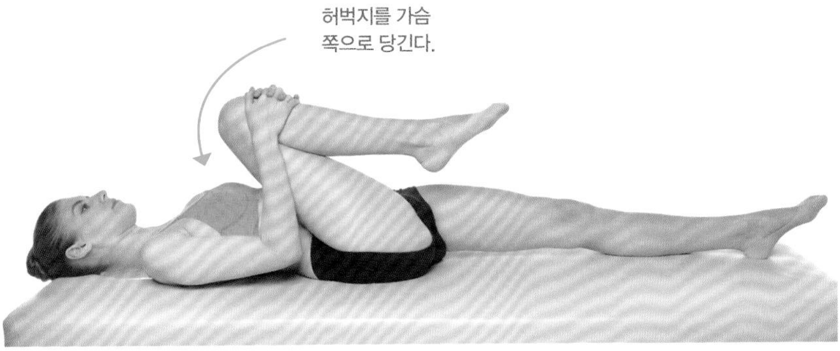

03. 효과 고관절의 후방 인대를 스트레칭 시켜 전방 굴곡 동작을 원활하게 해주는 효과가 있다.

04. 주의사항 동작 중 펴 있는 반대편의 다리가 따라 굽혀지지 않도록 주의한다.

05. Note 의자에 앉은 자세에서도 가능하며, 특히 목욕탕의 따듯한 물 속에 앉아서 하면 더욱 효과적이다.

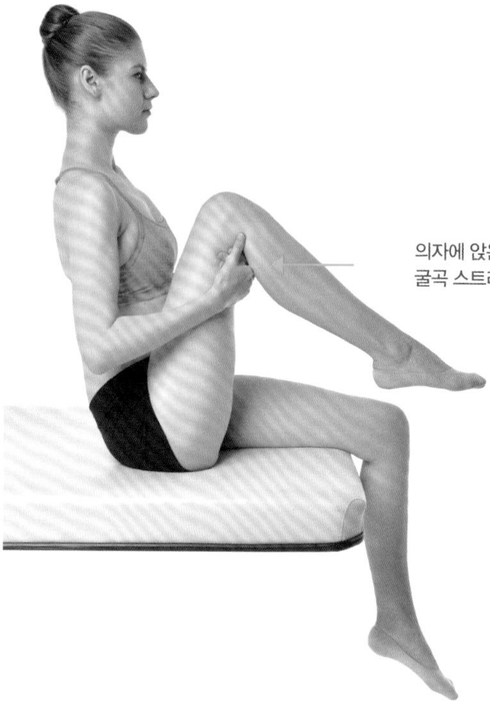

신전 스트레칭

01. 시작자세 엎드려 누워 한쪽 허벅지 밑에 베개나 쿠션을 받쳐두어 고관절이 신전된 자세를 취한다.

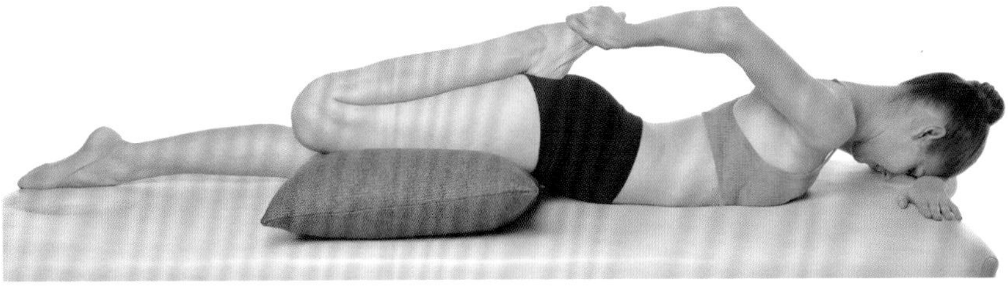

02. 동작 같은 쪽의 손으로 발등을 잡아당겨 고관절을 좀 더 신전시킨 상태를 1분간 유지한다. 양쪽 다리 번갈아가며 교대로 시행한다.

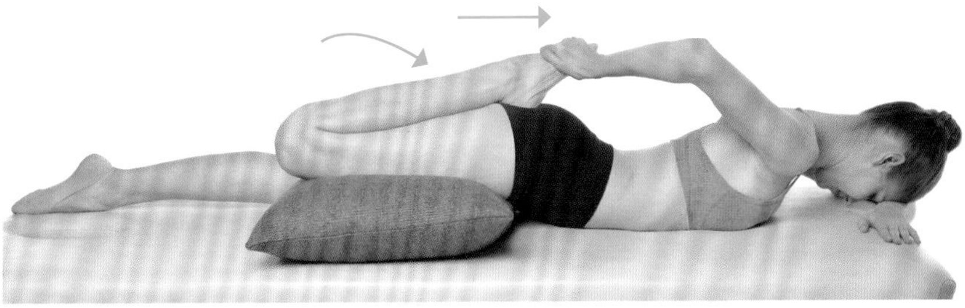

03. 효과 고관절의 전방 인대를 스트레칭 시켜 후방 신전 동작을 원활하게 해주는 효과가 있다.

04. 주의사항 동작 중 허리에 과신전이 일어나지 않도록 주의한다.

05. Note 선 자세에서도 할 수 있으며, 특히 목욕탕의 따듯한 물 속에 앉아서 하면 더욱 효과적이다.

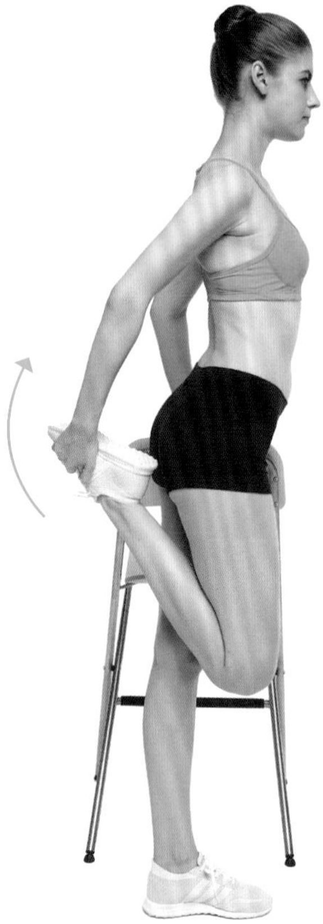

굴곡/신전 스트레칭: 1단계

01. 시작자세

한쪽 다리는 굽혀 앞으로 내디뎌놓고 다른 쪽 다리는 굽혀 뒤로 신전시켜 놓은 자세를 취한다.

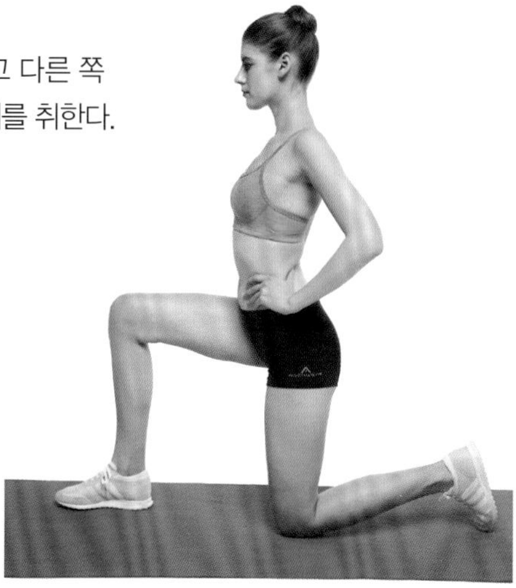

02. 동작

뒤로 신전시킨 다리의 발등을 잡아당기면서 상체를 앞으로 기울여 내디딘 다리에 체중을 실은 상태를 1분간 유지한다. 양쪽 다리 번갈아가며 교대로 시행한다.

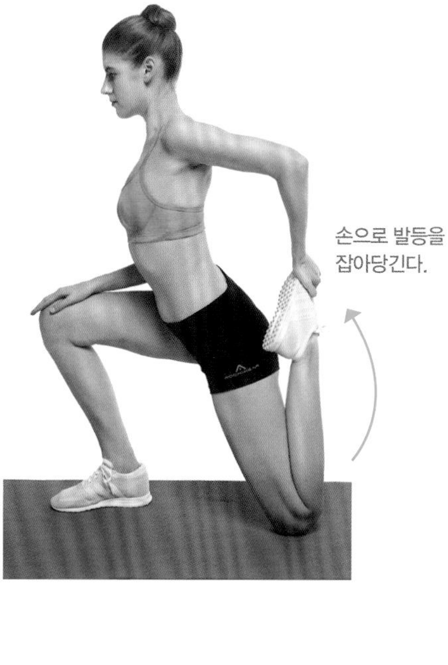

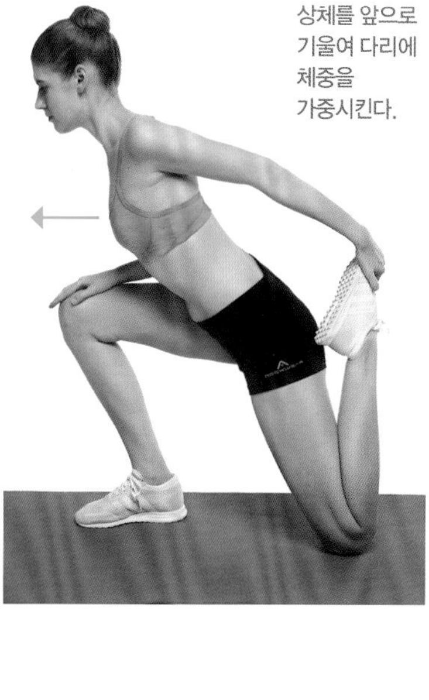

03. 효과 한 동작으로 고관절의 굴곡과 신전 및 무릎관절의 굴곡 가동범위를 증대시키는 효과가 있다.

04. 주의사항 무릎관절에 퇴행성 관절염이 심한 환자는 이 운동을 피하는 것이 좋다.

05. Note 상체를 전방으로 많이 굽힐수록 더 큰 효과를 볼 수 있다.

굴곡/신전 스트레칭: 2단계

01. 시작자세 네 발로 기어가는 자세에서 한쪽 다리는 고관절을 외회전시켜 발을 배 아래에 오도록 한다.

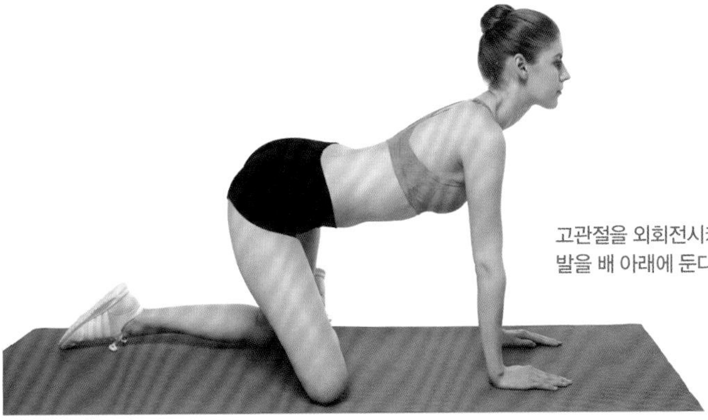

고관절을 외회전시켜
발을 배 아래에 둔다.

02. 동작 다른 쪽 다리를 무릎을 펴서 뒤로 뻗고 양팔을 앞으로 뻗으면서 상체를 바닥으로 내린 상태를 1분간 유지한다. 이 동작을 양쪽 다리 번갈아가며 교대로 시행한다.

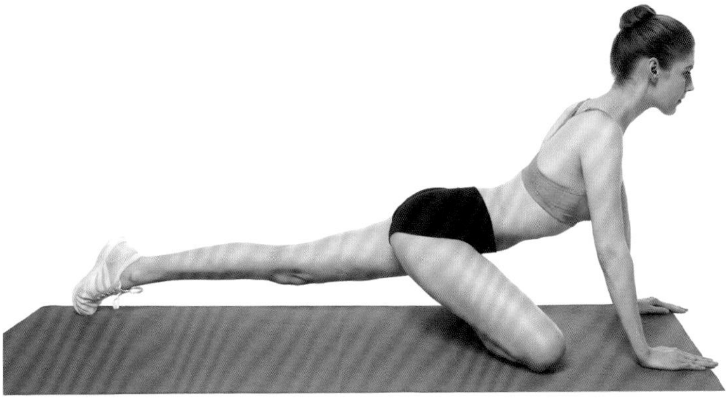

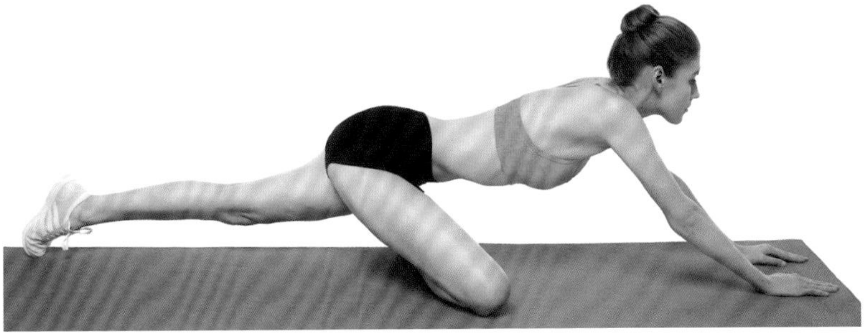

03. 효과 고관절 굴곡/신전 스트레칭 1단계보다 고관절의 굴곡과 신전 및 무릎관절의 굴곡 가동범위를 더 증대시키는 효과가 있다.

04. 주의사항 무릎관절에 퇴행성 관절염이 심한 환자는 이 운동을 피하는 것이 좋다.

05. Note 상체를 전방으로 많이 굽힐수록 더 큰 효과를 볼 수 있다.

제7장

발목관절과 발 강화 운동

20cm 내외의 크기로 몇 kg이든 우리의 체중을 지탱하며 일생 동안 지구를 약 3바퀴 반이나 도는 거리인 8만에서 12만km를 걷는 발은 우리 생활의 대부분을 관장할 정도로 매우 중요한 신체 부위이다.

발의 기본적인 기능은 우리의 몸과 지면 사이에서 몸의 움직임을 지면에 전달하고 몸의 하중을 지탱하면서 지면으로부터의 충격을 흡수해 운동성을 부여하는 것이다.

사람은 총 206개의 뼈를 가지고 있는데, 그 중 한쪽에 26개씩 총 52개의 뼈가 발에 있다. 인체에서 약 1/4에 해당하는 뼈가 발에 있다는 것은 발이 그만큼 중요한 기능을 수행하기 때문이라고 볼 수 있다. 이외에도 장력이 센 근육과 각 뼈를 이어주는 인대로 마치 거미줄로 고정된 것처럼 되어 있어 무거운 체중도 견딜 수 있는 것이다.

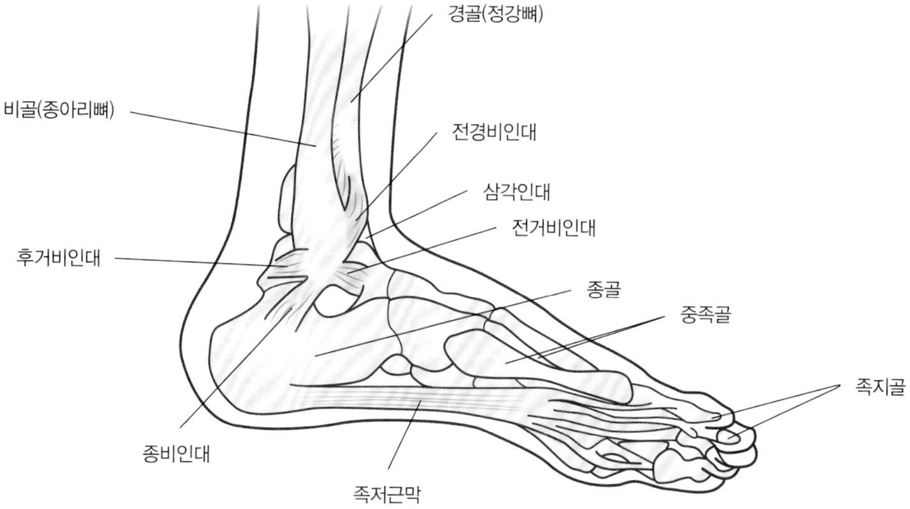

그림 7-1. 발의 뼈 구조물 및 발목 인대, 족저근막

이러한 발과 발목관절의 중요한 기능은 크게 2가지로, 서 있을 때 뼈와 체중을 지탱해 안정성을 제공하는 부동성과 걸을 때 추진력을 가능하도록 하는 기동성으로 나뉜다.

이와 같은 부동성과 기동성은 우리가 서 있거나 걸을 때 몸 전체가 흔들리지 않고 균형을 유지하게 해주는 역할을 한다. 그리고 발을 감싸고 있는 근육과 인대들은 걷거나 뛸 때 지면으로부터 전해지는 충격을 흡수하고 발의 형태를 유지해준다.

1. 발과 발목관절에 생길 수 있는 문제

현대인들에게 발 건강은 매우 중요한 문제가 되었다. 아무리 건강에 신경을 쓴다고 해도 서구식 생활로 인해 구두 등 딱딱한 신발을 신고 여성의 경우에는 발 건강을 해치는 주요 원인이 되는 하이힐을 즐겨 신는다. 발이 편안해야 삶의 질도 건강할 수 있다. 그러므로 발과 발목에서 일어나는 문제를 정확하게 알고 적절한 치료를 받는 것이 바람직하다.

발목염좌

발목에서 가장 흔하게 일어나는 문제가 바로 발목염좌이다. 일반적으로 발목이 접질렸다고 하며 발목 주위에 있는 인대가 끊어지거나 손상 받는 것으로 스포츠 손상 중 가장 많은 부분을 차지한다. 인대는 관절이 정상적인 일정한 범위로 움직일 수 있도록 잡아주는 역할을 하며, 인대가 끊어지면 관절의 움직임이 비정상적으로 되고 관절이 불안정해진다.

대개 심하게 발목을 삔 후 반복적으로 발목을 접질리는 현상을 볼 수 있는데, 끊어진 인대가 제대로 붙지 않고 헐겁기 때문이다. 이러한 습관성 염좌를 오래 방치하면 발목관절이 손상돼 퇴행성 관절염까지 초래할 수 있기 때문에, 처음 발목을 삐었을 때 가벼이 여기지 말고 정확한 진단을 통해 인대의 상태를 확인하고 적절한 치료를 받아야 한다.

발목의 인대는 외측(바깥쪽)과 내측(안쪽)에 여러 개가 존재하며, 그 중 가장 흔하게 손상 받는 인대는 발목의 바깥쪽 인대이다(그림 7-1 참조). 발목 인대는 그냥 가만히 서 있는 상태에서 접질리지 않는다. 가장 흔하게는 운동 중 점프 후 착지를 하다가나 계단을 내려오다 발을 헛디뎌 삐는 경우가 많다. 또한 여성의 경우에 하이힐을 신고 걷다가 자칫 삐끗하거나 표면이 고르지 못한 곳을 걷다가 발을 헛디뎌 접질리기도 한다.

발목염좌의 증상은 인대의 손상 정도에 따라 1~3도로 나뉜다. 인대 손상이 미미하고 통증과 부종이 약간 있으며 움직임에도 큰 문제가 없는 상태를 1도, 부분적인 인대 손상이 있고 부종과 통증으로 인해 정상적으로 보행하기가 힘들며 보조기 착용 등과 같은 치료가 필요한 상태를 2도, 인대가 찢어지는 등의 완전한 손상으로 수술적인 치료가 필요한 상태를 3도 발목염좌라고 한다.

발목관절염

대부분 관절염이라고 하면 무릎관절염을 떠올리기 쉬운데, 관절이 있는 곳이라면 어디든 관절염이 생길 수 있다. 발목관절도 마찬가지이다. 발목관절염은 발목 사이에 있는 물렁뼈가 외부 충격이나 외상 등으로 닳게 되면서 뼈끼리 부딪쳐 발목관절에 염증이 생기는 질환을 뜻한다. 증상이 심한 경우에는 걷는 것도 힘들어질 수 있어 문제를 느끼면 조속히 치료를 받는 것이 중요하다.

대개 발목관절염은 미리 검진을 받는 것이 효과적이다. 40대 이후 중년, 육체노동을 많이 하는 사람, 관절을 많이 사용하는 직업을 가진 사람, 평소에 운동을 많이 하는 사람, 운동선수 등은 본인의 발목관절이 건강한지 정기적으로 검진을 통해서 확인해보는 것이 좋다.

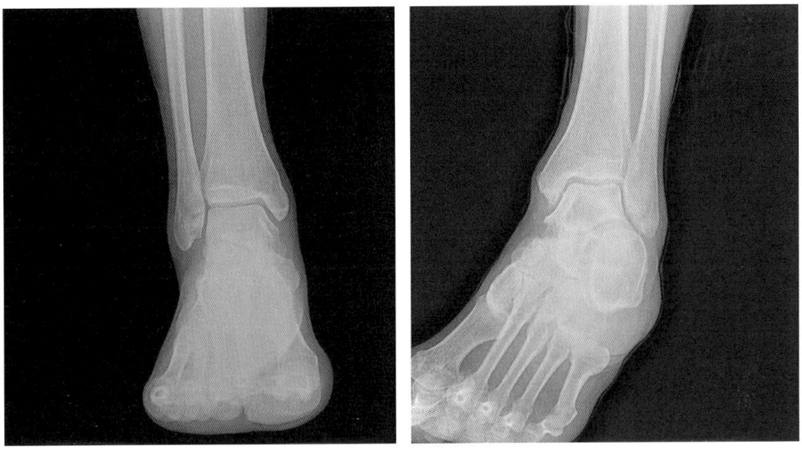

사진 7-1. 정상 발목관절(왼쪽)과 관절염이 있는 발목관절(오른쪽)

발목관절염은 크게 3가지로 나뉜다. 우선 관절막에 염증이 생기고 관절막이 증식하면서 연골을 파괴하는 류마티스 관절염이 있다. 다음으로 식생활이 서구화되면서 발병률이 증가하는 질환으로 바람만 불어도 아프다는 이유로 붙여진 통풍성 관절염이 있다. 마지막으로 관절 부위를 무리하게 사용하거나,

과체중으로 발목관절에 지속적으로 압박이 가해지거나, 근육과 뼈에 영양이 부족하거나, 노화에 따라 퇴행성 변화가 시작되어 나타나는 퇴행성 관절염이 있다.

류마티스 관절염은 발목은 물론 발가락 모양에도 변형을 가져오는 경우가 많고 관절의 통증, 부종 및 뻑뻑한 느낌을 동반하는 경우가 흔해 보행에 불편을 많이 초래하므로 초기에 치료하는 것이 중요하다.

통풍성 관절염은 통증이 심한 질환으로 과거에는 주로 중년 이상의 남성들에서 많이 발병되었지만 최근에는 젊은 남성들에서도 어렵지 않게 발견할 수 있다. 통풍성 관절염은 엑스레이를 찍더라도 쉽게 발견되지 않고 고지혈증, 고혈압 및 당뇨병과 함께 나타나는 경우가 많아 특히 주의해야 한다.

퇴행성 관절염은 비만인의 경우에 정상인보다 발병률이 2배 이상 높기 때문에 조심하는 것이 좋고 정상 체중을 유지하기 위해 운동을 하는 것도 예방에 도움이 된다.

대개 무릎관절염에 대해서는 많은 신경을 쓰지만 발목관절염은 소홀히 넘기는 경우가 많은데, 그 발병률이 점점 증가하고 있기 때문에 항상 주의해야 한다.

족저근막염

발바닥에 전해지는 여러 충격을 스프링처럼 흡수하는 역할을 하는 족저근막에 염증이 생겨 발이 지면에 닿을 때마다 발바닥을 송곳으로 찌르는 듯 심한 통증이 나타나는 질환이 족저근막염이다.

족저근막은 발뒤꿈치뼈(종골)에서 시작해 발바닥의 발가락 부위까지 부착되는 두껍고 강한 섬유띠로, 발바닥의 굴곡 모양을 유지하고 충격을 흡수하여 보행 시 중요한 역할을 하는 부위이다. 이러한 족저근막에 반복적으로 미세 손상이 생기면 발뒤꿈치뼈에 부착되는 부위가 피로하거나 긴장되어 붓게 되는 족저근막염이 나타난다.

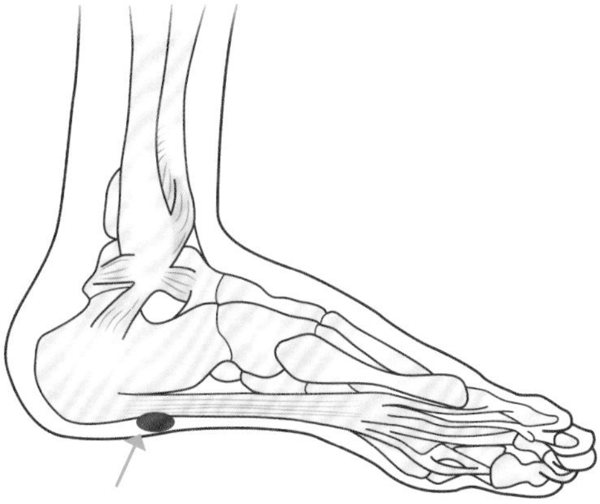

그림 7-2. 족저근막염의 발생 부위

족저근막염은 전체 인구의 1%가 앓고 있을 만큼 흔하며, 발바닥에 충격이 많이 가해져 지방층이 얇아지고 만성적인 염증이 생기면서 통증을 유발한다. 여성 호르몬이 급격히 줄어드는 폐경기 여성, 체중이 갑자기 늘은 사람, 격렬한 운동을 자주 하는 사람 등에서 많이 발생한다. 최근에는 하이힐이나 쿠션이 적은 레인부츠를 즐겨 신는 여성이 늘면서 젊은 여성들에서도 발병률이 높아지고 있다.

일반적으로 족저근막염이 발생하면 발뒤꿈치 내측과 발뒤꿈치의 바닥에서 족부의 내연을 따라 통증이 발생한다. 대개 증상이 나타나면 환자들은 발바닥이 찢어지는 것 같다고 느낄 정도의 통증을 호소하고 보행 시 어려움을 겪는다.

통증은 아침에 일어나서 처음 몇 걸음을 디디려고 할 때 심해지고 휴식을 취하다가 갑자기 걸으려고 할 때 나타난다. 시간이 지나면 통증이 약간 경감되지만 활동을 계속하면 더 악화될 수 있다.

증상이 심하지 않을 경우에는 먼저 휴식을 취하고 얼음찜질로 염증을 가라앉혀 주는 것이 좋다. 휴식과 얼음찜질에도 불구하고 발바닥의 통증이 극심하게 지속된다면 전문의를 찾아 상태를 정확히 파악해 그에 맞는 치료를 받아야 한다. 발볼이 넓고 편안한 신발, 아킬레스건 스트레칭 등도 증상을 개선한다.

무지외반증

하이힐이나 발이 불편한 신발을 자주 신는 한국 여성들에서 엄지발가락이 둘째발가락 쪽으로 휘어지는 무지외반증이 많이 나타나고 있다. 무지는 엄지발가락을 뜻하는데, 이 엄지발가락이 곧게 뻗지 않고 둘째발가락 쪽으로 휘어지면서 엄지발가락뼈 관절이 돌출되고 통증을 일으키는 질환이 무지외반증이다.

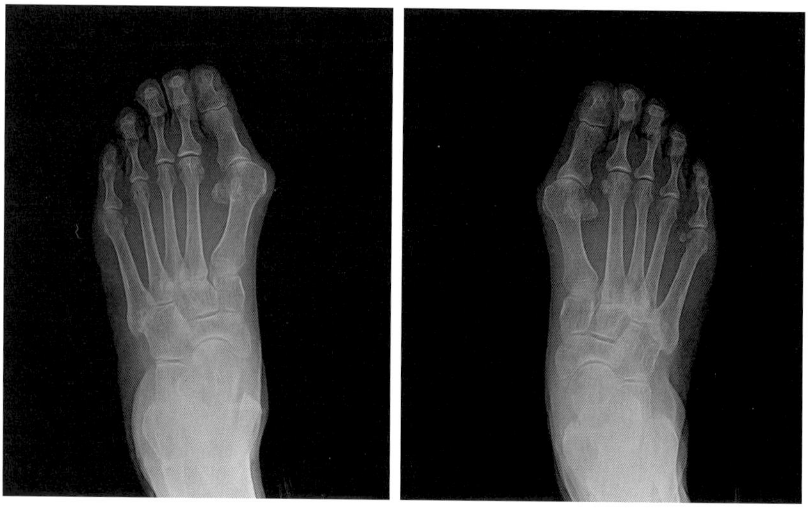

사진 7-2. 무지외반증(왼발과 오른발)

미국의 경우에는 전 인구의 약 2~4% 가량에서 무지외반증이 발생한다고 한다. 최근에는 외모와 패션에 대한 관심이 증가하면서 남녀노소를 가리지 않고 다양한 연령층에서 무지외반증이 나타나고 있다.

무지외반증의 원인은 매우 다양한데, 그 중에서도 가장 큰 원인은 바로 하이힐이나 볼이 좁은 신발을 자주 착용하는 것이다. 이처럼 지나치게 발을 꽉 죄는 신발이 근본적인 원인이지만 유전적인 요소도 있다. 평발이거나 선천적으로 관절이 느슨한 사람이 변형을 일으킬 가능성이 많고 가족 중 무지외반증 환자가 있다면 그 가능성은 더욱 높아진다. 남성들의 경우에는 키 높이 신발, 깔창, 발가락과 발볼의 앞부분을 강하게 감싸고 있는 구두 등도 원인이 된다.

무지외반증에서는 발이 변형되면서 발바닥에 티눈이나 굳은살이 생길 수 있고 걸을 때마다 튀어나온 엄지발가락 관절 때문에 통증이 발생하기도 한다. 이외에도 엄지발가락 관절에 관절염을 유발하기도 한다.

무지외반증이 심한 경우에는 둘째 발가락 쪽으로 심하게 휘어져 그 밑으로 엄지발가락이 들어가거나 다른 발가락까지 변형시킨다. 일단 변형이 시작되면 계속 휘어지기 때문에 다른 발가락도 함께 변형이 올 수 있고 통증으로 자세가 나빠져 발목이나 무릎, 허리 등에 통증이 올 수도 있다. 따라서 무지외반증은 조기에 빠르게 치료하는 것이 바람직하다.

2. 발 아치와 건강

인간의 발바닥에는 내측과 외측에 각 1개씩, 발바닥의 앞 부위에 3개 등 총 5개의 아치(arch)가 존재한다. 발바닥 아치의 기능을 살펴보면, 우선 체중을 지지해주면서 그 체중을 뼈와 연부조직에 골고루 분배시켜 준다. 또한 그 체중으로부터 발생하는 충격을 흡수하는 역할을 하기도 한다. 아울러 우리가 보행할 때 발에 지렛대 역할을 하여 발을 바닥에서 들어 올리게 해주는 기능도 한다.

정상적인 발은 발바닥 중앙에 움푹 들어간 아치가 있어, 충격을 줄여주는 쿠션 역할을 하고 걸을 때 추진력이 생긴다. 이 아치는 걷거나 설 때 발뒤꿈치와 발가락의 뿌리 부분이 지면에 닿고 발의 중간은 살짝 뜨는 형태로, 특히 중간 부분의 안쪽이 많이 뜨고 바깥쪽은 거의 지면에 붙어 있는 모양이 정상이다.

일반적으로 아치가 낮은 경우에 발바닥이 편평해 발바닥 전체가 지면에 닿는 것을 평발(편평족)이라고 한다. 아치가 없는 평발은 보행 시 정상적인 발보다 효율이 떨어져 에너지가 많이 필요하다. 또한 아치가 없어 발이 충격 흡수 기능을 제대로 발휘하지 못해 조금만 걸어도 쉽게 피로감을 느끼고 추진력도 떨어진다.

반면 과도하게 아치가 높아 발바닥의 극히 일부분만 지면에 닿는 것을 까치발(요족)이라고 한다. 까치발에서는 발바닥 접촉 부분의 압력이 증가해 굳은살이 생기고 통증이 발생한다. 또한 일반적으로 다른 신경근육계 질환이 동반되는 경우가 많고 대부분 허리 통증이 동반된다.

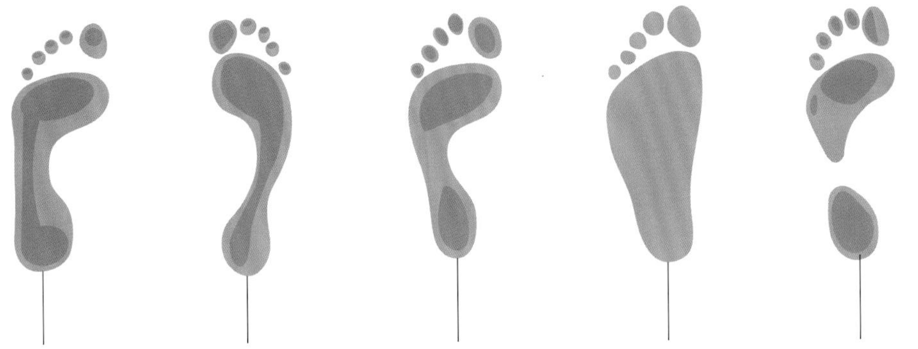

그림 7-3. 발의 아치

이외에도 고르지 않은 궁은 말 그대로 양발의 아치가 고르지 않은 경우를 말한다. 한쪽 발은 정상인데 다른 쪽 발은 요족이거나 편평족인 경우 또는 한쪽 발은 요족인데 다른 쪽 발은 편평족인 경우로 양발의 균형이 맞지 않는 발이다. 한쪽 발에만 문제가 있어도 불균형으로 인해 허리에 무리가 온다.

또한 아치는 정상이지만 압점이 고르지 않은 경우를 불안정한 발이라고 한다. 이는 발에 주어지는 압력이 고르게 분산되고 있지 않다는 뜻이다. 보통 힘의 분산이 삼각형 모양으로 나타나야 하는데, 어느 한쪽으로 압력이 쏠려 그 부분이 진하게 나타난다. 이런 발은 요족으로 진행될 가능성이 높고 발목 염좌와 골절의 위험이 크다.

3. 발의 외형 이상에 따른 자세 변화

발바닥의 내측에 있는 아치가 무너지는 문제가 발생하면 하지가 틀어지기 시작하는데, 그 영향이 신체의 상부로 전달되어 머리에까지 미치게 된다.(그림 7-4 참조) 예를 들어 체중이 실릴 때 발의 내측 아치가 무너지는 기능성 평발은 다리의 회전을 일으키고 그에 따라 골반도 틀어지면서 몸이 한쪽으로 기울어지는 비대칭의 자세를 유발한다.

이 자세에서 좀 더 진행되면 등이 후방으로 불룩하게 튀어나오면서 머리는 전방으로 돌출되는 거북목의 자세가 된다. 이는 우리 몸이 유기체적으로 서로 연결되어 있어 어느 한 부위에 문제가 발생하면 다른 부위에도 영향을 미치게 되는 원리이다. 예를 들어 집의 주춧돌이 한쪽에서 내려앉으면 집의 기둥이 비틀어지면서 그쪽으로 기우는 것과 같은 이치로 보면 된다.

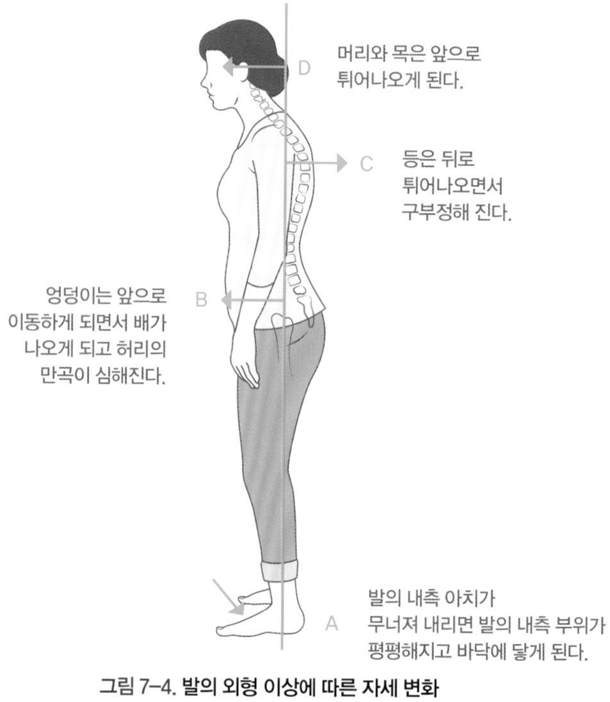

그림 7-4. 발의 외형 이상에 따른 자세 변화

이처럼 발의 외형적 이상을 대표하는 평발, 까치발이라고 불리는 요족, 엄지발가락뼈가 바깥쪽으로 치우친 무지외반증 등은 본인도 모르게 자세와 걸음걸이를 변화시켜 우리 몸의 체형 변화 등을 유발할 가능성이 높다.

발의 이상을 알거나 모른 채 잘못된 자세를 유지하면 안짱걸음, 팔자걸음과 같은 잘못된 걸음걸이를 지속하게 되고 그에 따라 근육 및 골격이 함께 변화하면서 체형 변화, 휜 다리, 골반 불균형 등의 신체 불균형이 나타나게 된다. 따라서 발에 이상이 있을 경우에는 이를 해결해주어야만 증상 악화뿐만 아니라 2차 질환도 예방할 수 있다.

한편 척추측만증과 같은 체형 불균형 및 자세 이상이 나타난 성장기 학생들에서도 발의 불균형이 원인인 경우도 있다. 따라서 이러한 질환들의 치료방법은 척추 정렬의 교정뿐만 아니라 발 균형 검사와 함께 보행습관 및 발 모양의 교정을 같이 해주는 것이 바람직하다.

4. 발목 강화 운동

발목이 강해야 외부나 체중에서 전해지는 충격으로부터 발목관절과 발을 보호하고 올바르게 걷고 생활할 수 있다. 그러기 위해서는 발목 주위의 근력을 강하게 만들어 안정성을 유지해야 한다. 발목이 튼튼하고 유연해지면 가동성도 증가하고 혈액순환도 원활해져 전신 건강을 유지할 수 있다.

발목관절 스트레칭

발목 강화 운동을 하기 전에 발목관절 스트레칭을 통해 주위 근육을 풀어준 후 운동을 시작한다.

① 두 다리를 펴고 앉은 자세에서 팔을 엉덩이 뒤쪽으로 짚고 발끝을 앞으로 보내듯 힘 있게 밀어 발등이 수평이 되도록 한다.

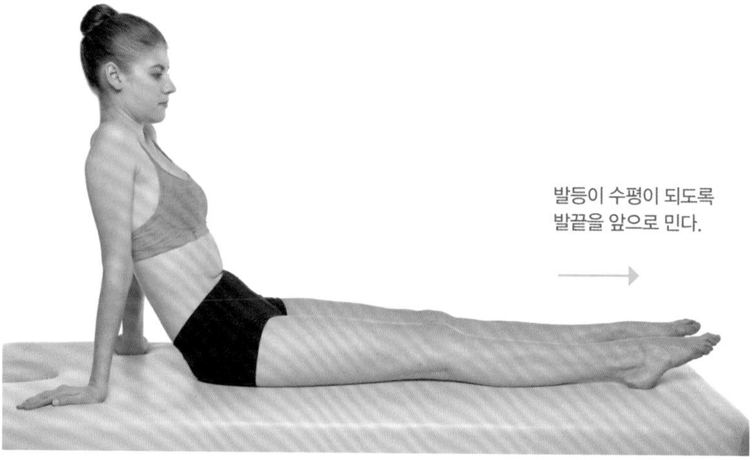

발등이 수평이 되도록
발끝을 앞으로 민다.

② 이번에는 반대 방향으로 발끝이 가슴 쪽을 향하도록 힘 있게 끌어당긴다.

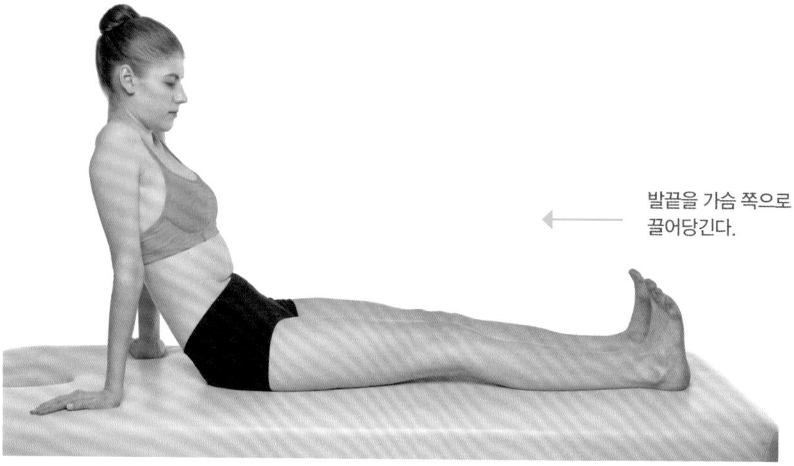

발끝을 가슴 쪽으로
끌어당긴다.

③ 앞 ①과 ②의 두 동작을 각 5회씩 한 후 발목관절을 천천히 회전시킨다.

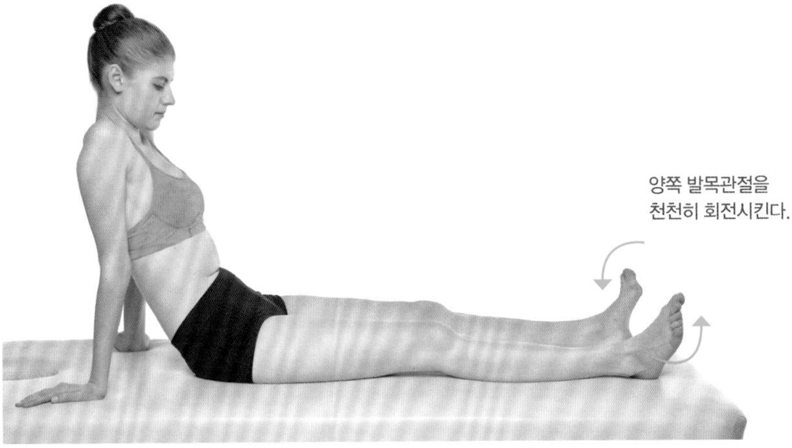

'가나다 · · · ' 글 쓰기 운동

01. 시작자세 의자나 테이블 위에 앉아 한쪽 다리를 바닥에서 들어 올려 움직이지 않도록 고정시킨 자세를 취한다.

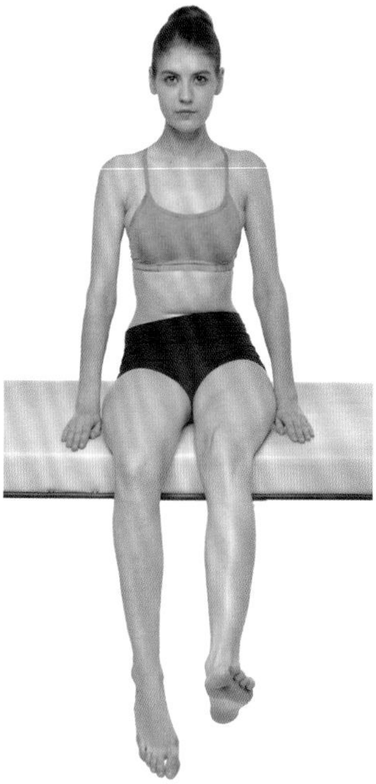

02. 동작 들어 올린 다리의 발목만 움직여 허공에 대고 한글 '가'에서부터 시작하여 '하'까지 글자를 쓰는 운동을 한다. 양쪽 다리를 번갈아가며 교대로 반복 시행한다.

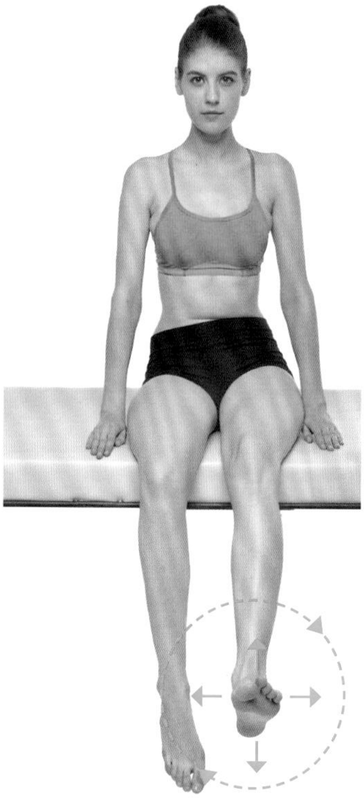

발목을 움직여 '가'에서 '하'까지 글씨 쓰기 운동을 한다.

03. 효과 하루에 몇 번씩 수시로 반복해 실시하면 발목 근육과 다리 근육 전체를 골고루 강하게 단련시킬 수 있어 강력하게 추천할 만한 아주 좋은 운동이다.

04. 주의사항 발목을 움직일 때 다리가 따라 움직이지 않도록 주의한다.

05. Note 발목 근육이 약한 경우에는 물론이고 만성적인 발목염좌로 인해 인대가 늘어난 경우에도 효과가 좋다.

발가락 악력 운동

01. 시작자세 발바닥 밑에 수건을 펼쳐놓고 의자에 앉거나 바로 선 자세를 취한다.

선 자세

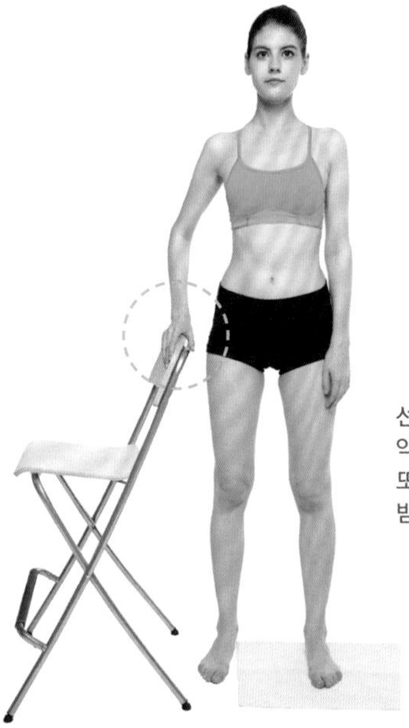

선 자세의 발가락 악력 운동은 의자 또는 책상의 도움을 받는다.

앉은 자세

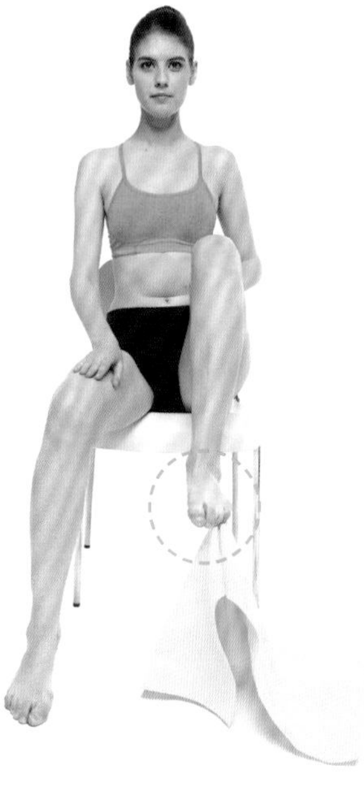

02. 동작 발가락만을 사용해 수건을 집어 들어 올린다. 발의 근력이 향상됨에 따라 좀 더 무거운 물체를 들어 올리거나 수건의 무게를 늘려나가는 것도 좋은 방법이다. 이 동작을 양발 교대로 10회씩 3번 반복 시행한다.

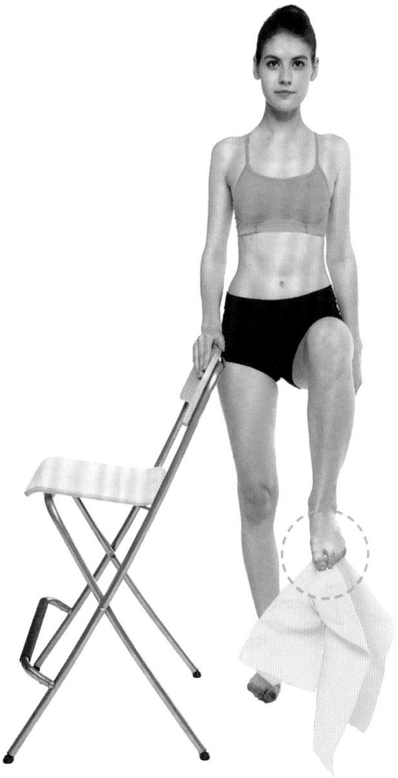

03. 효과 발바닥 근막과 근력 증강에 도움이 될 뿐만 아니라 발바닥의 아치 형성에도 효과가 있다.

04. 주의사항 수건을 집어 올릴 때 수건을 발가락 사이에 끼우지 않고 발가락을 굴곡시켜 집어 올리도록 한다.

05. Note 발가락을 최대한으로 굽힐수록 더 큰 효과를 거둘 수 있다.

발목 신근 강화

01. 시작자세 의자의 등받이를 잡고 바로 선 자세를 취한다.

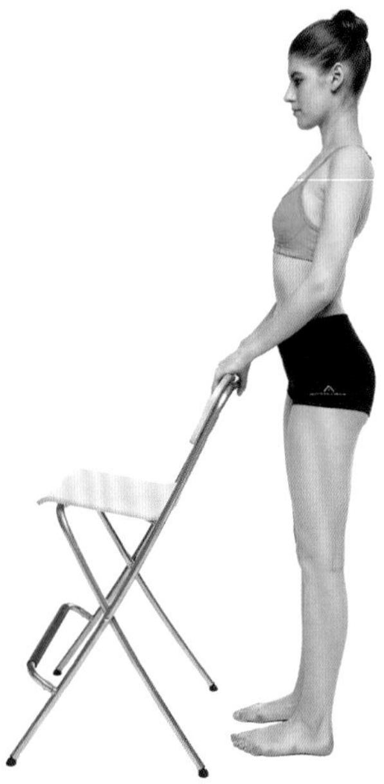

02. 동작 이 자세에서 동시에 양발의 발등을 최대한 들어 올려 발뒤꿈치로 체중을 지지한 상태를 5초간 유지한 후 다시 제자리로 내린다. 이 동작을 20회 반복 시행한다.

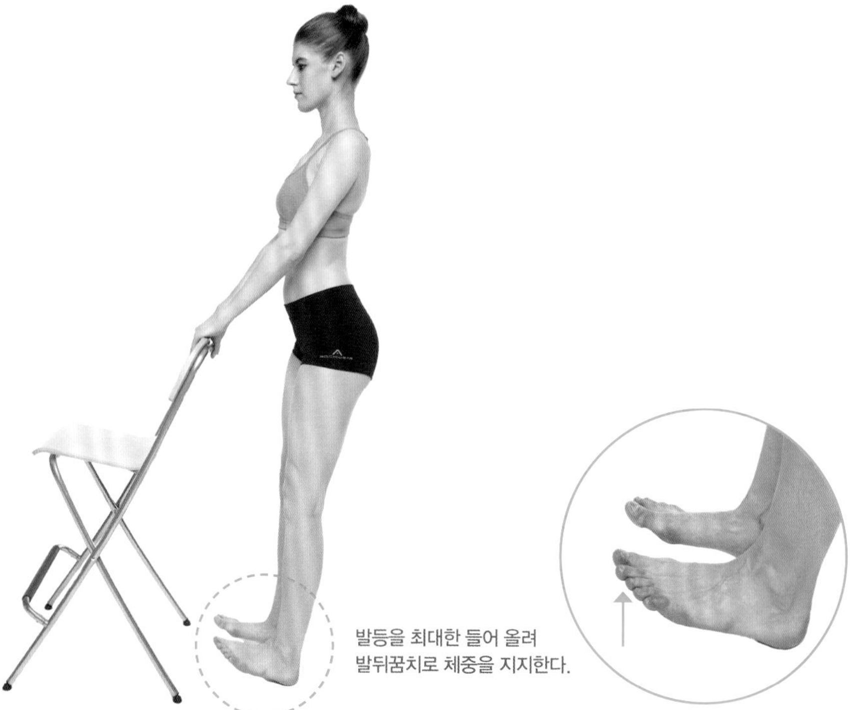

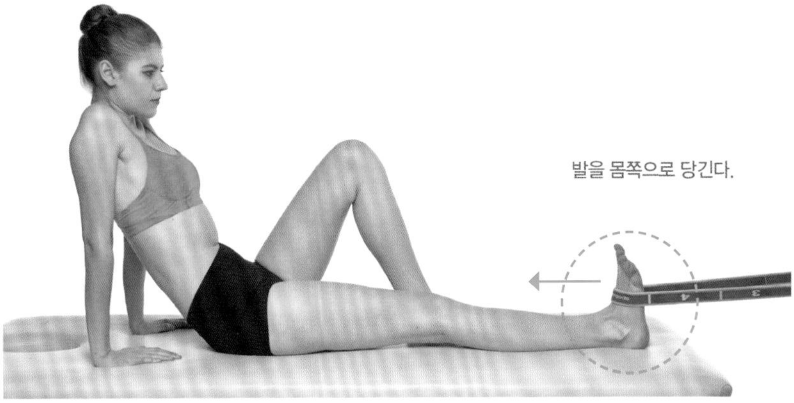

* 탄력 고무 밴드나 수건을 사용하는 것도 좋은 방법이다.

03. 효과 발목을 신전시키는 앞정강근의 강화에 효과가 좋다.

04. 주의사항 아킬레스건에 염좌가 있는 환자는 이 운동을 피하는 것이 좋다.

05. Note 근육의 힘이 약해 동작이 제대로 되지 않으면 허리 4번 디스크를 의심해볼 수 있으므로 전문의의 도움이 필요한 경우이다.

발목 굴근 강화

01. 시작자세 의자의 등받이를 잡고 바로 선 자세를 취한다.

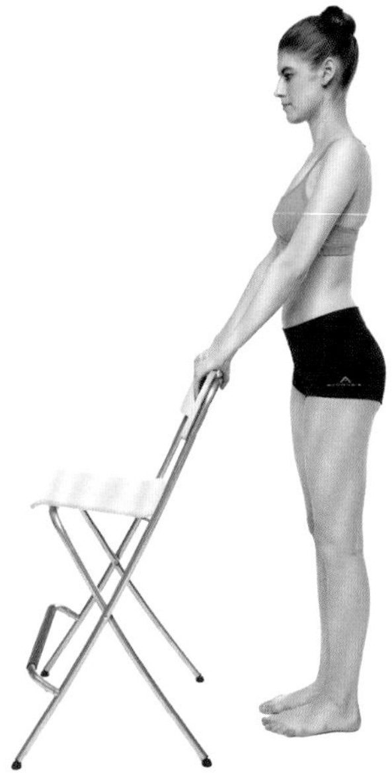

02. 동작 이 자세에서 동시에 양발의 발뒤꿈치를 최대한 들어 올려 발가락으로 체중을 지지한 상태를 5초간 유지한 후 다시 제자리로 내린다. 이 동작을 20회 반복 시행한다.

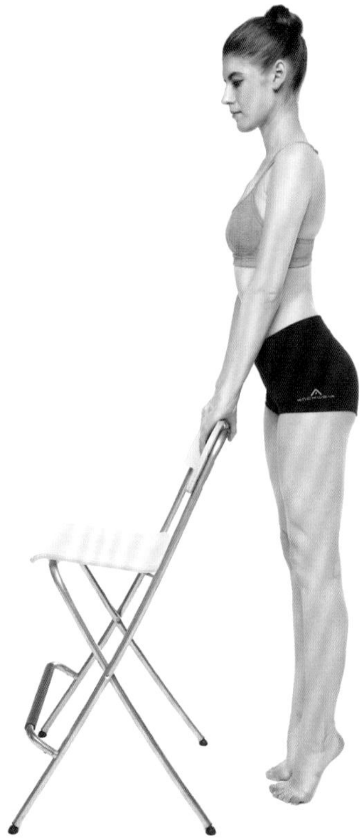

발뒤꿈치를 최대한 들어 올려
발가락으로 체중을 지지한다.

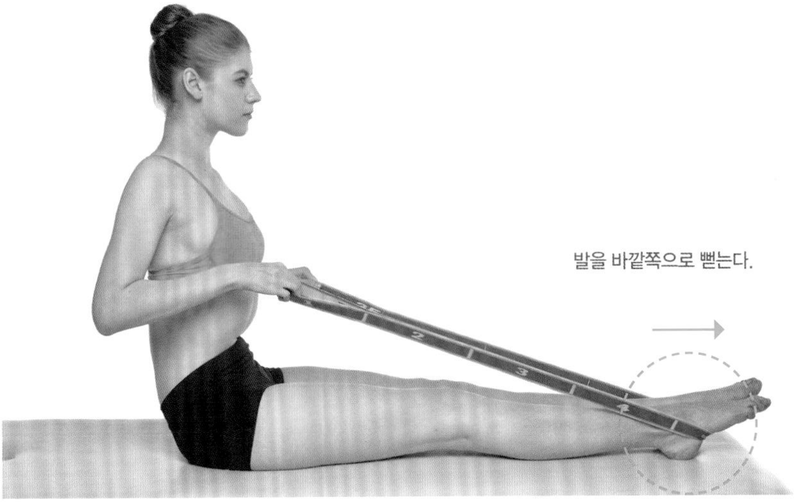

* 탄력 고무 밴드나 수건을 사용하는 것도 좋은 방법이다.

03. 효과 발목을 굴곡시키는 종아리 근육의 강화에 효과가 좋다.

04. 주의사항 발가락에 관절염이 있거나 아킬레스건에 염좌가 있는 환자는 이 운동을 피하는 것이 좋다.

05. Note 근육의 힘이 약해 동작이 제대로 되지 않으면 허리 5번 디스크를 의심해볼 수 있으므로 전문의의 도움이 필요한 경우이다.

5. 발목 스트레칭

종아리 근육 스트레칭: 체중 이용

01. 시작자세 두 다리를 앞뒤로 보폭만큼 벌리고 양발을 나란히 전방으로 향하게 한 채 의자의 등받이를 잡고 선 자세를 취한다.

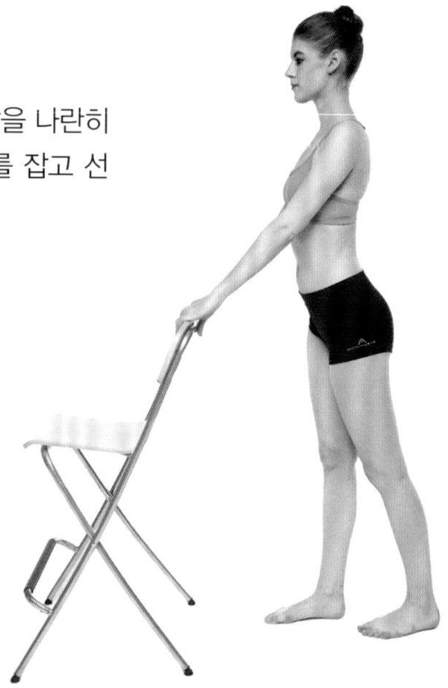

02. 동작 **비복근:** 상체를 전방으로 이동시키면서 앞쪽 다리를 굽히고 이 다리에 체중이 좀 더 실리게 한다.

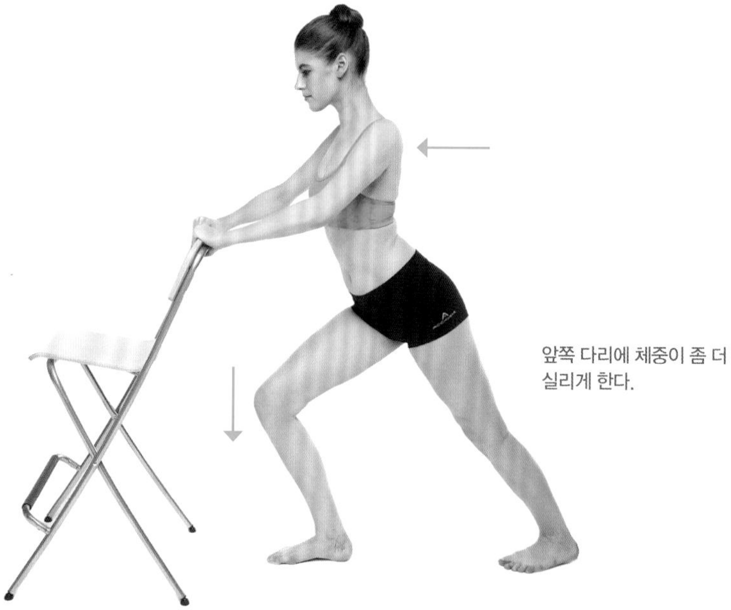

가자미근: 앞쪽 다리를 굽힌 상태를 그대로 유지하면서 뒤쪽 다리를 약간 굽히고 상체를 뒤로 조금 이동시켜 이 다리에 체중이 좀 더 실리게 한다.

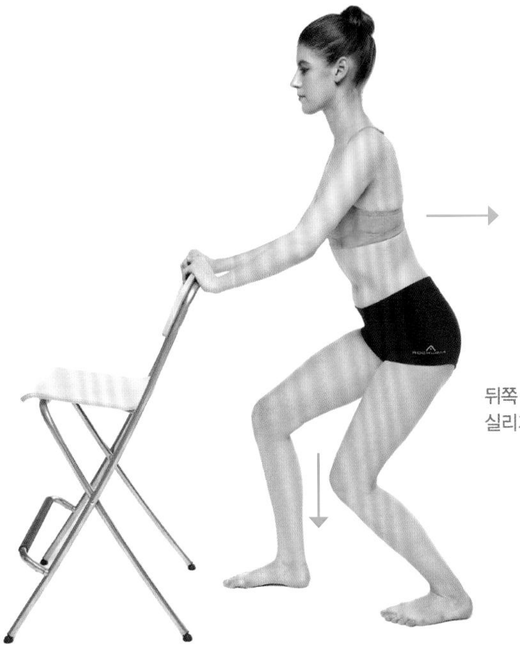

뒤쪽 다리에 체중이 좀 더 실리게 한다.

각각의 동작을 한 후 10초간 유지하며, 양쪽 다리 교대로 10회씩 반복 시행한다.

03. 효과 이들 근육을 스트레칭 시켜 주면 발의 근육 및 관절과 함께 무릎의 기능까지도 원활해진다.

04. 주의사항 무릎에 하중이 많이 가해지기 때문에 관절염이 있는 환자는 이 운동을 피하는 것이 좋다.

05. Note 종아리에 쥐가 자주 발생하는 경우에 좋고 기능성 평발인 환자에게 특히 필요한 운동이다.

종아리 근육 스트레칭: 수건 이용

01. 시작자세 바닥에 앉아 다리를 편 상태에서 수건을 발바닥에 감아 쥔 자세를 취한다.

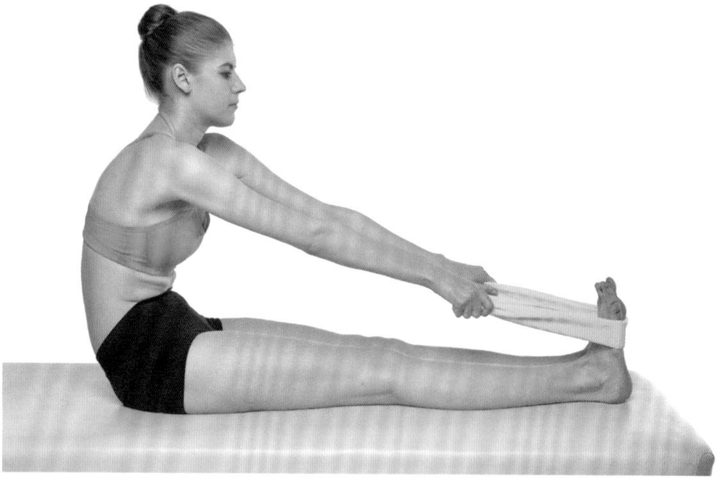

02. 동작 **슬괵근/비복근:** 다리를 쭉 편 상태에서 수건을 천천히 잡아당긴다.

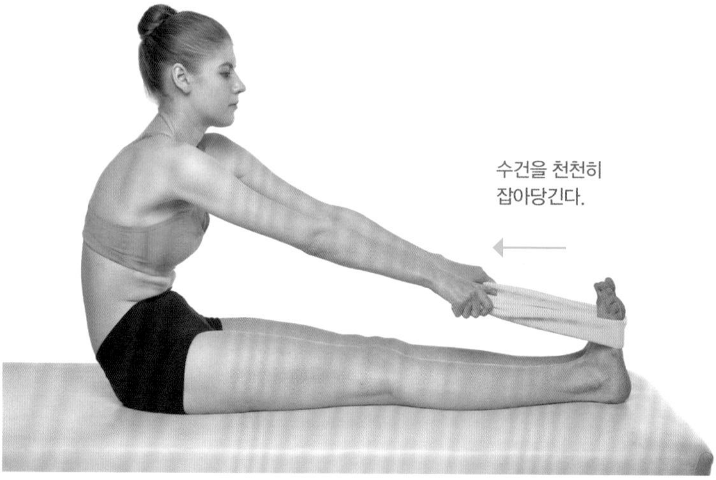

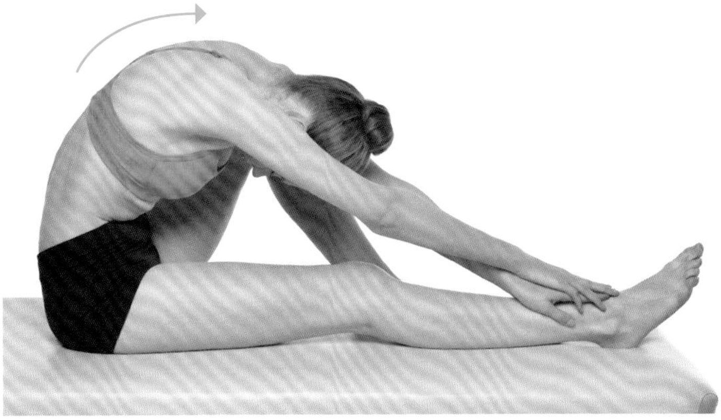

수건을 이용하지 않고 상체를 굽혀 스트레칭 시키는 방법도 있다. 사진에서처럼 발목이 굴곡된 상태에서는 비복근은 스트레칭 되지 않고 슬괵근만 스트레칭 된다.

가자미근: 다리를 약간 굽힌 상태에서 수건을 발바닥에 감아 당겨 스트레칭 시킨다.

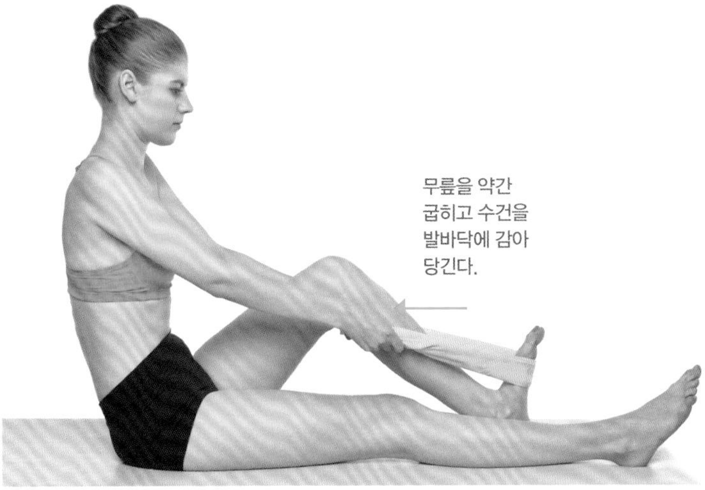

각각의 동작을 한 후 10초간 유지하며, 양쪽 다리 교대로 10회씩 반복 시행한다.

03. 효과

이들 근육을 스트레칭 시켜 주면 발의 근육 및 관절과 함께 무릎의 기능까지도 원활해진다.

04. 주의사항

노년층에서 특히 오금 부위에 통증이 심한 환자는 이 운동을 시행하기 전에 오금 부위 혈관병증에 관한 검사를 받아볼 필요가 있다.

05. Note

종아리에 쥐가 자주 발생하는 경우에 좋고 기능성 평발인 환자에게 특히 필요한 운동이다. 목욕탕의 따뜻한 물 속에 앉아서 하면 더욱 효과적이다.

족저근막 이완: 엄지 이용

01. 시작자세 바닥에 앉아 한쪽 다리를 반대편 허벅지 위에 올려놓은 채 양 엄지를 발바닥 앞에 교차시켜 놓고 나머지 손가락은 발등을 감싸 쥔 자세를 취한다.

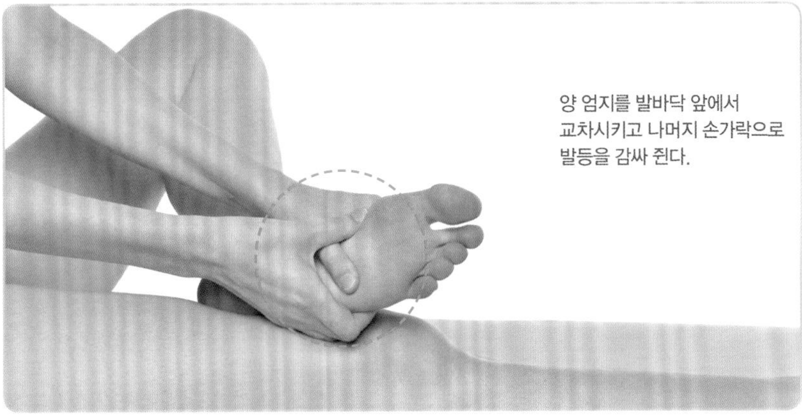

02. 동작 양 엄지로 족저근막을 엄지가 가리키는 방향으로 가볍게 지긋이 누른다. 근막에서 이완이 일어나 엄지가 근막을 가로질러 미끄러지는 것처럼 느껴질 때까지 압박의 힘을 유지한다.

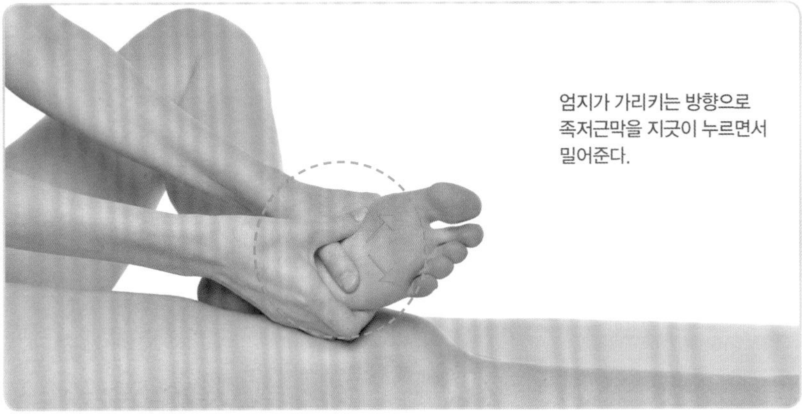

03. 효과 ▶ 족저근막의 긴장을 해소시켜 주어 족저근막염에는 물론이고 발목관절의 기능 향상에도 도움이 된다.

04. 주의사항 ▶ 별다른 주의사항은 없지만 손으로 누르는 압박 힘의 방향이 중요하다.

05. Note ▶ 목욕탕의 따듯한 물 속에 앉아서 하면 더욱 효과적이다.

족저근막 이완: 트위스트

01. 시작자세 바닥에 가부좌 자세로 앉아 한 손은 발의 앞쪽 부위에 대고 다른 한 손은 발뒤꿈치에 댄다.

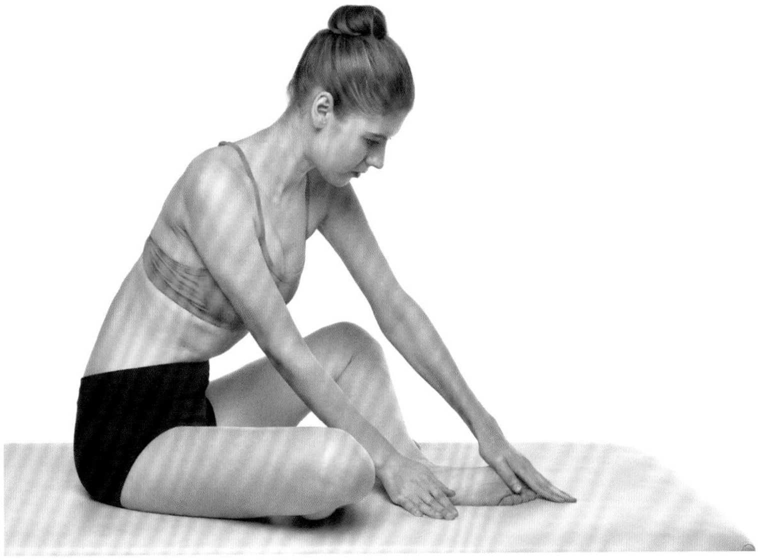

02. 동작 양손으로 발을 서로 대각선 방향으로 경사지게 비틀어 누르면서 발바닥을 스트레칭 시킨 상태를 10초간 유지한다. 이 동작을 양쪽 발바닥 교대로 5회씩 반복 시행한다.

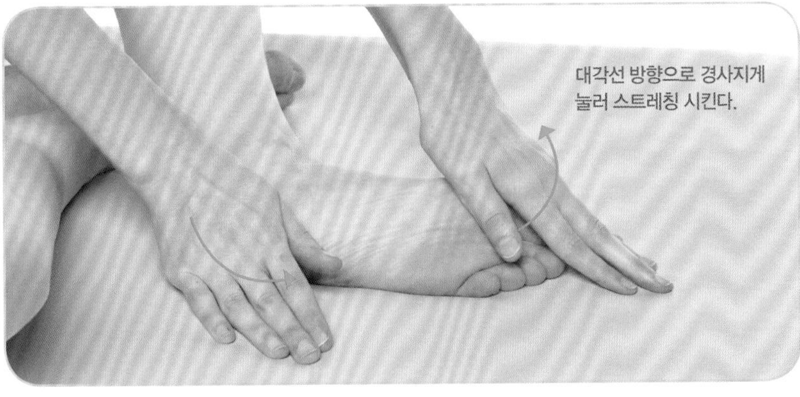

03. 효과 족저근막의 긴장을 해소시켜 주어 족저근막염에는 물론이고 발목관절의 기능 향상에도 도움이 된다.

04. 주의사항 별다른 주의사항은 없지만 양손으로 누르는 압박 힘과 비트는 힘의 강도는 상황에 따라 조절하도록 한다.

05. Note 목욕탕의 따듯한 물 속에 앉아서 하면 더욱 효과적이다.

족저근막 이완: 공 이용

01. 시작자세 의자에 앉거나 선 자세에서 발바닥 밑에 테니스공이나 골프공을 둔다.

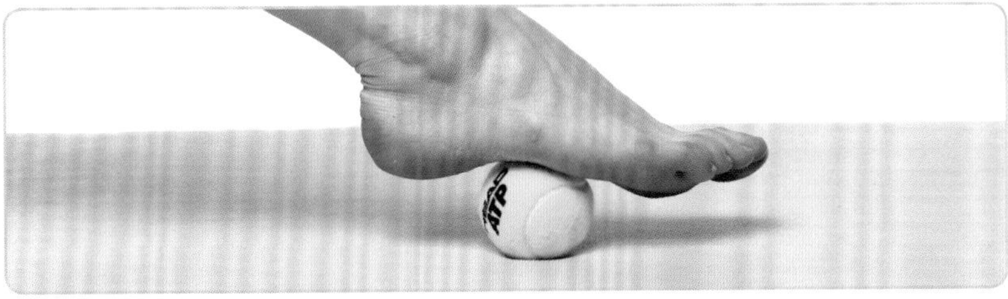

02. 동작 발바닥으로 공을 지긋이 누른 상태에서 마사지하듯이 천천히 공을 발바닥 전체에 골고루 닿도록 앞뒤로 굴린다. 이 동작을 양쪽 발바닥 교대로 3~5분간씩 반복 시행한다.

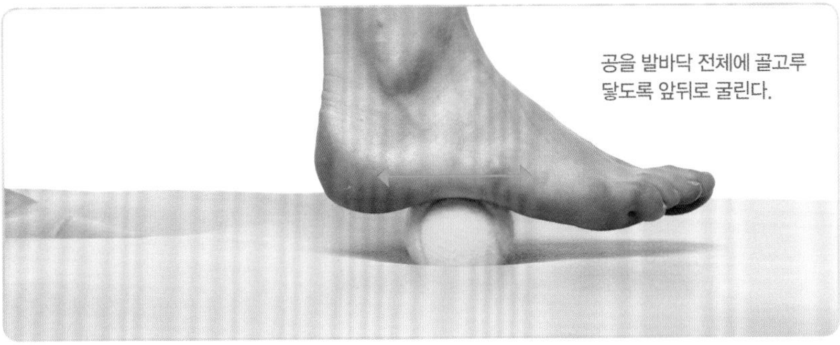

03. 효과 족저근막의 긴장을 해소시켜 주어 족저근막염에는 물론이고 발목관절의 기능 향상에도 도움이 된다.

04. 주의사항 별다른 주의사항은 없지만 발로 공을 누르는 압박 힘의 강도와 움직이는 속도(부드럽게 천천히)가 중요하다.

05. Note 목욕탕의 따듯한 물 속에 앉아서 하면 더욱 효과적이다.

발목관절 가동술

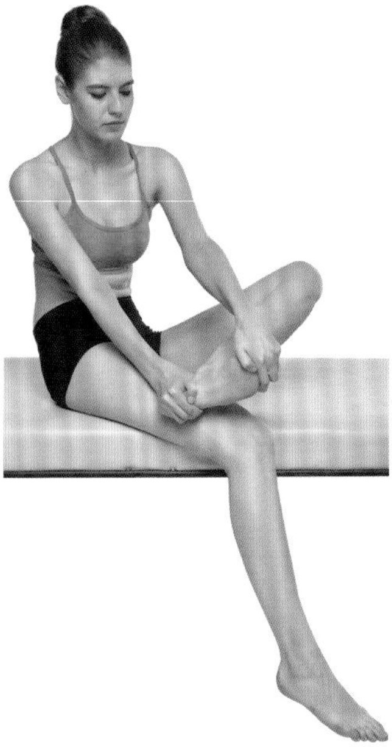

01. 시작자세

바닥이나 의자에 앉아 한쪽 다리를 반대편 허벅지 위에 올려놓은 채 한 손으로 발의 앞 부위를 잡고 발등 쪽으로 잡아당겨 최대한 신전시켜 놓고 다른 손은 발뒤꿈치를 잡고 있는 자세를 취한다.

02. 동작

이 자세에서 발뒤꿈치를 견고하게 움켜쥐고 상하좌우로 움직여준 다음 원을 그려 주어 관절에 움직임(세 방향)을 가해준다.

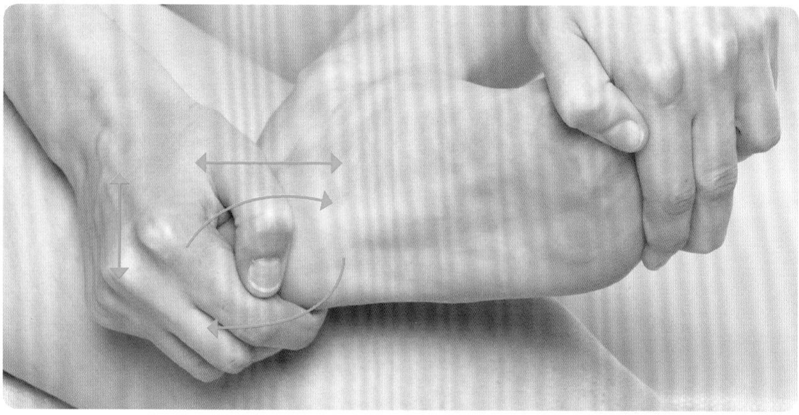

발가락을 잡은 손은 움직이지 않고 발뒤꿈치를 잡은 손을 상하좌우로 그리고 원을 그리며 움직여준다.

03. 효과 ▶ 발목에서 가장 중요한 거골하관절의 가동성을 증대시켜 줌으로써 발목관절의 기능을 향상시켜 발목 부상이나 발바닥 통증을 예방하는 효과가 있다.

04. 주의사항 ▶ 발목은 신전시킨 상태에서 움직이지 않도록 견고하게 고정시켜 놓고 발뒤꿈치만 움직이도록 해야 한다.

05. Note ▶ 목욕탕의 따듯한 물 속에 앉아서 하면 더욱 효과적이다.